知っておきたい
難聴・耳鳴

原因・診断・治療・予防・補聴器選びまで

編著 佐藤宏昭 岩手医科大学医学部耳鼻咽喉科学講座 教授

謹 告

本書に記載されている事項に関しては，発行時点における最新の情報に基づき，正確を期するよう，著者・出版社は最善の努力を払っております。しかし，医学・医療は日進月歩であり，記載された内容が正確かつ完全であると保証するものではありません。したがって，実際，診断・治療等を行うにあたっては，読者ご自身で細心の注意を払われるようお願いいたします。

本書に記載されている事項が，その後の医学・医療の進歩により本書発行後に変更された場合，その診断法・治療法・医薬品・検査法・疾患への適応等による不測の事故に対して，著者ならびに出版社は，その責を負いかねますのでご了承下さい。

序文

「平成30年版高齢社会白書」によると，平成29年10月1日現在の総人口は1億2,671万人と前年に比べ22万人減少し，65歳以上の高齢化率は27.3%から27.7%に上昇した。わが国の高齢化率は既に平成17年から世界一となっており，平成48年には33.3%，平成77年には38.4%に達すると予測されている。

平成24年のWHOの報告では65歳以上の高齢者の1/3が中等度以上の難聴を有すると見積もられており，難聴は高齢者の感覚器障害の中で最も頻度が高い。また，近年老人性難聴と認知症との関連が注目されており，昨年のLancetに掲載された論文（Livingston G, et al）では認知症のmodifiable risk factorsとして老人性難聴が最上位に挙げられている。

さらに，昨年のWHO総会においては"難聴の予防"がアクションプランに採択されている。その背景として現在世界で10億人以上の若者が携帯音楽プレーヤーやスマートフォンに接続したイヤホン，ヘッドホンを介して危険な音量を聴取したり，危険なレベルの騒音に曝露される娯楽の場（エンターテインメント施設）へ参加する，など非職業性騒音性難聴のリスクが高まっている状況がある。周知のように騒音性難聴は不可逆的であるため何より予防が大切で，個人の嗜好で自発的に曝露される強大音のリスクについて警告を鳴らしている。

慢性持続性耳鳴の頻度は海外における大規模な疫学調査によれば全成人の15~30%にみられ頻度は高く，老人性難聴と同様に，高齢になるにしたがい有症率が高くなることもよく知られている。

以上のように，非職業性騒音曝露の増加や，高齢化の進行に伴い一般内科診療所においても「耳鳴」や「難聴」の訴えが増加していくと予測される。本書はこのような背景のもと非耳鼻科医向けに「耳鳴」や「難聴」への対応を解説するという目的で企画された。非耳鼻科医に役立つ検査，診断を念頭に置き，「実地医科で使える難聴の評価法」，「こんな時にはどうする？」の項目を設けるとともに，耳鼻咽喉科のトピックである新しい難聴の遺伝子診断，進歩した補聴器の種類と機能，最新の人工聴覚器などについて紹介した。本書の内容が明日からの日常診療に少しでも役立つよう我々編者，著者一同心から願って止まない。

2018年12月

佐藤 宏昭

目次

第1章 難聴・耳鳴はなぜ起こるのか　1

1	聞こえる仕組み	2
2	難聴はなぜ起こるのか	8
3	耳鳴はなぜ起こるのか	14
4	難聴・耳鳴の頻度，年齢別有症率は?	18
5	全身性疾患と難聴	21

第2章 検査と診断　25

1	実地医科で使える難聴の評価法	26
1	話声による評価	26
2	囁声法による評価	32
3	音叉による聴力検査	36
2	実地医科で使える耳鳴の検査	39
1	慢性持続性耳鳴	39
2	他覚的耳鳴	47
3	耳鼻咽喉科で行う検査	50
4	こんな時にはどうする?	57
1	突然聞こえなくなった	57
2	感冒後に耳が詰まる，聞こえにくい	63
3	飛行機で耳抜きができない	67
4	老健施設に入所中の親族が呼んでも返事をしなくなった	70
5	難聴，耳鳴に回転性めまいを訴える場合は?	73
6	流行性耳下腺炎に罹ってから聞こえない	76
5	難聴の遺伝子診断	80
1	保険診療で行われている難聴の遺伝子診断	80
2	遺伝子診断を実施できる施設の要件	85

第3章 治 療 **93**

1	音響療法	94
2	薬物治療	102

第4章 予 防 **109**

1	大きな音を避ける	110
2	難聴をきたす薬の処方を避ける	114
3	ストレスを避ける	122

第5章 難聴・耳鳴を診療するにあたって押さえておきたいこと **125**

1	耳鳴は治らないのか?	126
1	慢性持続性耳鳴の長期予後	126
2	他覚的耳鳴の治療法と予後	128
2	間違いない補聴器の選び方	131
1	補聴器の種類と機能	131
2	患者の聴力, ニーズを考慮した補聴器の選択	139
3	片耳それとも両耳?	143
4	高度難聴の高齢者に有効な補聴器は?	146
5	市販の集音器との違いは?	149
6	補聴のための周辺機器	153
7	耳鳴への効果	158
8	身体障害の認定と補聴器交付意見書	162
3	難聴と認知機能	170
1	難聴は認知機能に影響するのか?	170
2	補聴器や人工内耳の装用で認知機能は改善するのか?	175
4	人工内耳	178
1	どのような難聴が適応か	178
2	小児と成人の適応基準	180
3	人工内耳の聞こえの仕組み	184

4	音楽を楽しむことはできるのか?	189
5	現在使用されている人工内耳の機種とそれぞれの特徴	191
6	補聴器と人工内耳は併用できるのか?	196
7	何歳まで手術できるのか?	198
8	片側それとも両側?	200
9	新しい人工内耳EASの適応と効果	203
5	骨導インプラントと人工中耳	209

索 引	213

Topics	突発性難聴の新しい治療	61
	新たに指定難病となった若年発症型両側性感音難聴	89
	一側ろうの治療は?	206

執筆者 (執筆順)

佐藤宏昭　　　岩手医科大学医学部耳鼻咽喉科学講座 教授

平海晴一　　　岩手医科大学医学部耳鼻咽喉科学講座 准教授

小林有美子　　岩手医科大学医学部耳鼻咽喉科学講座 非常勤医師/同 臨床遺伝学科 非常勤講師

桑島　秀　　　岩手医科大学医学部耳鼻咽喉科学講座 助教

亀井昌代　　　岩手医科大学医学部耳鼻咽喉科学講座 非常勤医師

嶋本記里人　　かねた内科耳鼻科医院

第 **1** 章 難聴・耳鳴は
なぜ起こるのか

1 聞こえる仕組み

2 難聴はなぜ起こるのか

3 耳鳴はなぜ起こるのか

4 難聴・耳鳴の頻度，年齢別有症率は?

5 全身性疾患と難聴

1 聞こえる仕組み

平海晴一

　我々は「聞こえ」という言葉を使う場合，単純に「音を聞く」ことを意味している場合もあれば，「言葉を聞き取る」ことを意味している場合もあり，それぞれを区別して理解する必要がある。

　「音を聞く」という現象は，音が信号として中枢に到達し，大脳がその信号を認識することである。空気中を伝わる音は物理的には空気の周期的な振動であり，より正確に言えば複数の正弦波が重なり合った縦波である。また，大脳をはじめとする神経回路では神経細胞に電位が生じて興奮することで情報が伝わる。すなわち，「音を聞く」ということは，「空気の振動を効率よく伝達」し，そして「振動を電気信号に変換」し，さらに「電気信号を中枢に伝える」というプロセスに分解することができる。この，「空気の振動を効率よく伝達する」のが外耳から中耳であり，「振動を電気信号に変換する」のが内耳，より正確に言えば蝸牛内の有毛細胞である。「電気信号を中枢に伝える」のが蝸牛神経の役割である。

　「音を聞く」ことができなければ「言葉を聞き取る」ことはできないが，「音を聞く」ことができたとしても十分に「言葉を聞き取る」ことができるとは限らない。「言葉を聞き取る」ためには，中枢に伝わった音を解析して雑音の中から語音のみを抽出し，そこから語音を特徴づける様々な音の情報を認識し，さらには単語や文法の知識を用いることで，初めて「言葉を聞き取る」ことができる。この働きは脳幹から大脳が関与する。

1 空気の振動を効率よく伝達する「外耳」と「中耳」

　「外耳」と「中耳」は合わせて伝音系と呼ばれ，空気の振動を効率よく内耳に伝達する。外耳は耳介と外耳道からできており，耳介はパラボラアンテナのように音を集める働きを持つ。ある程度の指向性を持つため，耳介は音の方向を認識するのに貢献す

る。外耳道は音を共鳴させ，語音の認識に重要な音を増強する働きを持つ。このように外耳も音を聞きやすくするための働きを持つものの，その役割は限定的であり，そのことは哺乳類以外の陸上生物の外耳形態からも理解できる。鳥類には耳介はなく，外耳道も哺乳類に比べて短い。カエルなど両生類では鼓膜が体表に露出しており外耳が存在しない。

　その一方で陸上生物は原則として中耳を持っている。種によって若干形態に差があるものの，鼓膜の奥に含気した中耳腔があり，鼓膜と内耳はコルメラ（耳小骨）と呼ばれる骨で連結されるという構造は共通している。このことは伝音系において中耳が重要な働きを持つことを示す。しかしながら，魚類など水中で生活する生物は中耳を持たない。これは，中耳は空中の音を効率よく内耳に伝達するために存在しているからである。音の振動は内耳の有毛細胞で電気信号に変換されるが，内耳は外リンパと内リンパで満たされている。気体と液体ではインピーダンスが大きく異なっているため，水中で空気中の音が聞こえにくいのと同様に，空気の振動は内耳には伝わりにくい。中耳では，空気の振動（＝音）を鼓膜の振動に変換する。鼓膜には耳小骨が付着しており，鼓膜の振動に伴って耳小骨も振動する。骨と液体はインピーダンスが近いため，音を効率よく内耳に伝えることができる。ヒトの耳小骨はツチ骨・キヌタ骨・アブミ骨の3つであり，アブミ骨から卵円窓を介して内耳に音が伝わるが，鼓膜に比べて卵円窓はきわめて小さいため，その分振動エネルギーの圧が増強されて伝達される（図1）。

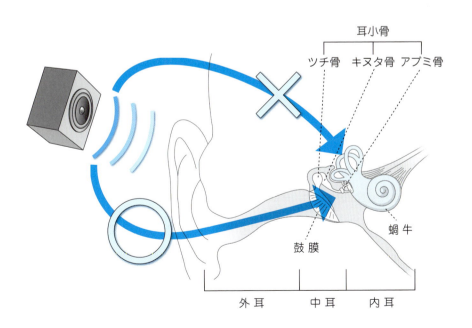

図1 ● 伝音系の解剖

2 振動を電気信号に変換する「内耳」

　　内耳は機能的に聴覚をつかさどる蝸牛と，平衡覚をつかさどる前庭・半規管に分けることができる。蝸牛は外リンパと内リンパという液体で満たされているが，外リンパは細胞外液と同じくナトリウムイオンを，内リンパはカリウムイオンを多く含む。

　　蝸牛の内腔は前庭階，中央階，鼓室階の3段に分かれており，前庭階と鼓室階には外リンパが，中央階には内リンパが満たされている。鼓室階と中央階の間の膜を基底板と呼ぶ。基底板の中央階側にはCorti器と呼ばれる構造があり，その表面は蓋膜と呼ばれる膜構造が覆っている。蓋膜と基底板の間に不動毛を持つ有毛細胞が並んでいる[1]（図2）。有毛細胞には内有毛細胞と外有毛細胞の2種類があり，そのうち内有毛細胞が振動を電気信号に変換する働きを持つ。また，中央階の外側壁には血管条と呼ばれる組織があり，内リンパの高カリウム状態を維持する働きを持っている。

　　音が蝸牛に伝わると基底板が振動する。基底板が振動すると蓋膜と基底板の間にずれが生じ，そのずれによって有毛細胞の不動毛が傾く。有毛細胞の不動毛はスイッチのような働きを持っており，傾くことによって有毛細胞で電位が生じる。この働きを機械電気変換（mechanoelectrical transducer：MET）と呼ぶ。有毛細胞が機械電気変換を行う機構には，チップリンクと呼ばれる構造が関わっている。有毛細胞の不

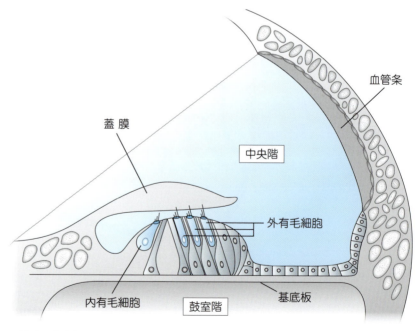

図2 ◎ 蝸牛の解剖

動毛の側面には，METチャネルと呼ばれるイオンチャネルがあり通常は閉じている。METチャネルは線維で隣の不動毛につながっており，不動毛が傾くとこの線維が引っ張られてMETチャネルが開き，そこからカリウムイオンやカルシウムイオンが内有毛細胞に入ることで細胞が興奮する（図3）。

　蝸牛はらせん状になっているが，音の周波数によって振動のピークが生じる部分が異なる。基底板は頂上側ほど幅が広く，基底部側ほど幅が狭くなっている。幅が広い頂上側は低音に，幅が狭い基底部側は高音に，それぞれ共鳴して振動するため，低い音では頂上側の内有毛細胞が，高い音では基底部側の内有毛細胞が強く興奮し，その部分で強い電位が発生する。このように場所によって周波数がコードされることを「トノトピー」と呼ぶ。また，基底板は音の周波数に一致して振動するため，高い音では速く，低い音では遅く振動する。このため，内有毛細胞で発生する電位も高い音では細かくオン・オフを，低い音ではゆっくりオン・オフを繰り返す。この発火のリズムも，音の高低を認識するのに貢献する。

　外有毛細胞は音を調整する働きを持つ。外有毛細胞の側壁にはプレスチンと呼ばれる運動蛋白が存在し，音刺激によって不動毛が傾くと外有毛細胞の長さを短縮させる。外有毛細胞の不動毛は蓋膜につながっており，外有毛細胞が短縮すると内有毛細胞を興奮させる方向に基底板と蓋膜のずれを生じさせることで，内有毛細胞の興奮を増強

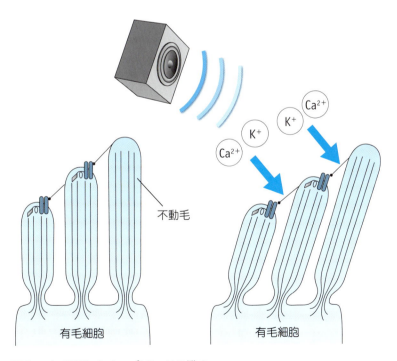

図3 有毛細胞のチップリンクの働き

する。細胞体の伸縮以外に，外有毛細胞の不動毛自体も音に反応して強い力で動き，これも音の調整に寄与することがわかっている。正確な機構は判明していないものの，たとえばMETチャネルが開いて不動毛に入ったカルシウムイオンはMETチャネルを閉じて不動毛を元の位置に戻す働きを持つが，これも不動毛を動かす機序のひとつと考えられている。これらの有毛細胞の運動は音に対する反応を増強してトノトピーを鋭敏にする働きを持っている。

3 電気信号を脳に伝える「中枢聴覚路」

内有毛細胞で作られた電位は蝸牛神経を介して中枢に伝わる。蝸牛神経の一次ニューロンはらせん神経節細胞と呼ばれ，蝸牛軸の中に位置している。蝸牛神経は脳幹に入ったところの蝸牛神経核でシナプスを形成する。蝸牛神経核からは両側の上オリーブ核群に信号が送られる。すなわち，上オリーブ核群では左右の耳からの信号が入力されるため，ここで初めて両耳間の強度差や時間差が解析され，それによって音の方向感が認識される。

また，上オリーブ核群からは下行性聴覚路の最終環である上オリーブ蝸牛束が始まる。上行性聴覚路は，上オリーブ核群から中脳の下丘，視床の一部である内側膝状体を経て，聴覚野に信号が伝わる。

この経路は古典的経路とも呼ばれ音の認識をつかさどるが，これ以外に非古典的経路と呼ばれる経路も知られている。非古典的経路が音の認識に影響するかはわかっていないが，近年耳鳴との関連が注目されている。

4 言葉を聞き取る「大脳聴覚野」

大脳の聴覚野に伝わった音情報には，様々な雑音が含まれる。自然界の音は複数の周波数が重複した複合音であり，それぞれの雑音にも多くの周波数が含まれている。実際に「言葉を聞き取る」には，これらの多くの周波数成分から，聞きたい言葉の成分のみを抽出する必要がある。この仕組みは，まだ不明な点も多いものの，音の周波数情報や時間情報を利用していると考えられている。

自然界の複合音はすべて基本周波数という最も低い音とその整数倍の周波数を持つ倍音から構成されている。この基本周波数は音のピッチ（高さ）を決定する。また，語音はそれぞれ特徴的な周波数分布をもつ。たとえば日本語母音の「あ」では，男性で

も女性でも周波数ごとのエネルギー分布は似ており，特定の範囲の周波数でピークを持つ。このエネルギーのピークをフォルマントと呼ぶ。フォルマントが同じでも，基本周波数の低い人の声は低く，基本周波数の高い人の声は高く聞こえる。

　蝸牛でいったん周波数ごとに分解された音は中枢で基本周波数ごとに統括されて認識される。1人の人間の言葉の成分は基本周波数が同じであるため，様々な雑音の混ざった音から話者ごとに音を分離統括することが可能となる。また，自然の音は大きさや基本周波数が常に変動しているが，この変動パターンも話者ごとに音情報を統括するのに寄与する。これらの中枢機構の働きで，たとえばパーティー会場のように多くの人が話している中でも1人の声を聞き取ることが可能となる（カクテルパーティー効果）。

　複雑な音の情報を利用するには，さらに高次の脳機能も重要となる。たとえば単語や文法の知識があると，音の一部が欠損しても自然に欠損した音が脳内で補填される。電波の悪い場所でのラジオのようにノイズが多くとぎれとぎれになった音声でも内容が理解できるのは，ノイズの部分の音信号を脳が補っているためである。

　このように，様々な局面で言葉を聞き取るためには脳が重要な働きを果たす。語音聴取に貢献する中枢回路が形成されるためには，脳に可塑性のある低年齢のうちに言葉を聞くことが重要である。成長してから外国語を習得するのが難しいように，成人になってから「言葉を聞き取る」回路をつくることは困難であり，先天性難聴の場合には補聴器や人工内耳などでなるべく早期から音の情報を脳に伝えることが重要である。

文献　1）草刈　潤，他：聴覚系の構造と機能．新図説耳鼻咽喉科・頭頸部外科講座第1巻 内耳．八木聰明，他編，メジカルビュー社，2000, p1-7.

参考文献
▶ Sakamoto T, et al：Anatomy of the inner ear. Regenerative Medicine for the Inner Ear. Ito J, ed. Springer Japan, 2014, p3-13.
▶ Fettiplace R, et al：Nat Rev Neurosci. 2006；7(1)：19-29.

2 難聴はなぜ起こるのか

平海晴一

　「難聴」という言葉は一般に使用されるものの，その示す意味は患者によって様々である。通常は聴覚閾値が高い，すなわち音が聞きにくい場合を「難聴」と呼ぶが，まったく聞こえなくなった状態で初めて「難聴」だと考えている患者や，言葉を聞き取りにくい状態を難聴と表現する患者もいる。

　ここでは「難聴」を「音を聞きづらい状態」，「言葉を聞き取りづらい状態」に分けて記載する。前項で述べたように，「音を聞く」のは外耳～中耳，内耳，蝸牛神経から中枢聴覚路が，「言葉を聞き取る」のは聴覚中枢が機能する。これらのいずれかに異常があると「難聴」が生じる。また，それぞれの障害部位によっても「難聴」の性質が異なる。

1 外耳の異常

　外耳と中耳の異常で聞こえが悪くなる状態を，伝音難聴と呼ぶ。外耳疾患で伝音難聴が生じるのは外耳道が物理的に閉塞した場合で，その代表が外耳道閉鎖と耳垢栓塞である。

　外耳道閉鎖とは，文字通り耳の穴が何らかの組織でふさがってしまった状態である。生まれつき耳の穴がない先天性外耳道閉鎖が多いが，手術や外傷で閉鎖してしまう例もある。このような症例では手術的に外耳道を造設すると聴力は改善するが，先天性外耳道閉鎖では再閉鎖することも稀ではない。炎症性に外耳道が閉鎖する疾患としてはmedial meatal fibrosisと呼ばれる病態がある。この病態では，当初は外耳道の皮膚に強い炎症が生じて全周性に肉芽の増生をきたす。炎症が治まるとこの肉芽が瘢痕化し，外耳道を閉鎖してしまう。聴力を改善するためには手術的に瘢痕を除去し，植皮を行う必要がある。

　耳垢栓塞は，耳垢が外耳道を閉塞した状態である。耳垢は正常では外耳道の外側1/3で産生され，顎関節の動きなどで自然に排泄される。綿棒などで耳垢を深部に押

し込んでしまうと，自然には排泄されなくなり貯留していく。入浴後や水泳後に貯留した耳垢が水を吸収して外耳道を完全に閉塞して急激に難聴をきたす場合もある。耳垢による外耳道閉塞は，特に認知症のある高齢者などでは問題となるが，外耳疾患が原因となる難聴の頻度は決して高くない。

2 中耳の異常

1) 中耳炎

伝音難聴の原因としては中耳の異常が大部分を占める。伝音難聴をきたす中耳疾患の代表は中耳炎である。中耳炎にはいろいろな種類があり，主なものとして急性中耳炎，滲出性中耳炎，慢性中耳炎，真珠腫性中耳炎がある。

急性中耳炎は中耳に細菌感染やウイルス感染が生じた状態で，中耳腔に膿がたまり伝音難聴をきたす。通常は耳痛や発熱で発症するため，難聴を主訴とする場合は多くない。

滲出性中耳炎は中耳に液体が貯留した状態で，耳閉感と難聴のみを主訴とすることが多い。急性中耳炎の消炎後に生じることも多く，耳痛が起こった後に難聴をきたした場合はこの疾患を疑う。耳管機能障害が一因となるため小児と高齢者に多く，鼻炎やアデノイド肥大も原因となる。上咽頭癌が耳管機能障害をきたして滲出性中耳炎になっている場合があり，成人の滲出性中耳炎が遷延する場合は上咽頭癌の除外が必要である。原疾患の治療や鼓膜を切開して換気することで聴力が改善する。

慢性中耳炎は鼓膜に穿孔が生じている状態を示す。鼓膜穿孔のために聴力が悪化し，時に耳漏をきたす。長期にわたる症例では中耳腔に肉芽や石灰化をきたしており，これらも難聴の原因となる。中耳腔に病変が生じる前であれば手術で鼓膜穿孔を閉鎖するだけで聴力は回復するが，中耳に病変が生じた場合には穿孔閉鎖に加えて中耳病変を除去する必要がある。

真珠腫性中耳炎は，角化重層扁平上皮が中耳腔に進展した状態である。大部分は鼓膜に局所的な陥凹が生じ，その陥凹が中耳腔で嚢胞状に拡大していくことで生じる。真珠腫は周囲の骨を破壊し，中耳，内耳，顔面神経，頭蓋内の症状をきたすため，原則として手術加療を要する。その一方でかなり進行しても症状に乏しい場合もあり，注意が必要である。

2) 耳小骨の異常

　中耳炎以外に，耳小骨の異常でも伝音難聴をきたす。ヒトの耳小骨は3つあるが，耳小骨の連鎖が外れていると伝音難聴をきたす（耳小骨離断）。逆に，耳小骨がまったく動かなくなると，これも難聴をきたす（耳小骨固着）。耳小骨の固着や離断は先天性や外傷性，炎症性にも生じるが，耳小骨固着の原因としては耳硬化症が近年増加している。

　耳硬化症は組織学的には内耳骨包に骨吸収と骨形成が生じたもので，特にアブミ骨が固着して伝音難聴をきたす。40～50歳代以降の女性に多く，伝音難聴を呈しているにもかかわらず鼓膜所見に異常がない場合はこの病気を疑う。固着したアブミ骨を除去して人工のピストンで内耳とキヌタ骨を連結する手術を行うと，聴力は劇的に改善する（図1）。

　外耳～中耳の異常で生じる伝音難聴は，補聴器などで音を大きくすることで補うことができる。

3 内耳の異常

　内耳に障害が起こり，振動を電気信号に変換できなくなると難聴が生じる。内耳の障害と聴神経から脳の障害による難聴をまとめて感音難聴と呼ぶが，感音難聴の大部分は内耳障害から生じる（内耳性難聴）。内耳性難聴のうち，障害部位として最も多いのは有毛細胞である。有毛細胞が障害を受けると，初めに不動毛が消失し，さらに障害が続くと有毛細胞自体が消失する。内有毛細胞が障害されると振動を電気信号に変

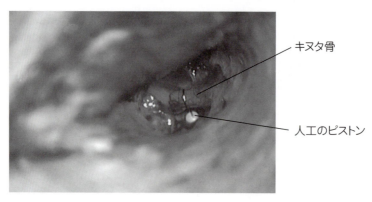

図1 ● 左耳硬化症に対するアブミ骨手術の術中写真

換できなくなってしまう。外有毛細胞が障害されると音の増幅能が失われ，これも難聴をきたす。有毛細胞障害以外に，血管条の障害でも感音難聴をきたす。血管条は蝸牛の中央階の外側壁を構成しており，内リンパにおける高カリウム状態を維持している。血管条が機能を失ってしまうと内リンパの高カリウム状態が維持できず，有毛細胞が興奮できなくなる。それ以外にらせん神経節細胞を含め，蝸牛内の多くの構造の異常が，内耳性難聴をきたす。

　感音難聴の大部分は回復しない。回復する可能性があるのは，急激に難聴が生じた場合である。代表的な疾患は突発性難聴で，「朝起きたら急に聞こえなくなっていた」などといったように急激に一側の難聴が生じるものである。治療は発症後早期にステロイドホルモンの投与を行うが，治癒に至るのは半数に満たない。

　急激に難聴をきたすもうひとつの代表的疾患として，内リンパ水腫が挙げられる。内耳は内リンパと外リンパで満たされているが，内リンパ腔が水腫をきたすことで基底板が緊張し，それにより基底板の振動が妨げられて難聴が生じる。その中で難聴とめまいを反復する例をMénière病と呼ぶ。内リンパ水腫では低音域の聴力が悪化するため耳閉感が強く，患者は難聴とは感じていないことがある。内リンパ水腫による難聴は利尿薬を用いるといったんは回復することが多いが，症状を反復しやすい。

　その他に急に発症する内耳障害として，ムンプス難聴，外リンパ瘻，音響外傷などがある。ムンプス難聴はムンプス（おたふくかぜ）に罹患した後に一側の高度感音難聴をきたすもので，症状は突発性難聴と似ているが，治療にほとんど反応しない。ワクチンで予防可能な疾患であるが，ムンプスワクチン接種率の低い日本では稀ではない。外リンパ瘻とは，中耳と内耳の間にある内耳窓（卵円窓および正円窓）が何らかの原因で破綻したものである。耳かき外傷など，外部からの障害が明白な場合の診断は容易であるが，鼻を強くかんだ後などの圧で生じた場合には診断がつきにくい。近年，内耳に特異的に存在するcochlin tomoprotein（CTP）という蛋白が知られるようになり，中耳洗浄液からこの蛋白を検出して外リンパ瘻を診断する研究が行われている。音響外傷はコンサートなどで大きな音を聞いたことで生じる難聴で，主に血管条が障害される。突発性難聴と同様の治療を行う。

　徐々に進行していく難聴で，最も多いのは老人性難聴である。老人性難聴でも有毛細胞の数が減少しているが，それ以外に血管条やらせん神経節細胞，蝸牛神経にも病変が生じている。老人性難聴は左右同程度の高音を中心とした難聴を呈する。加齢変化で説明可能な範囲の難聴を老人性難聴と呼ぶが，日々の騒音曝露による騒音性難聴と厳密には区別できない。

　内耳性難聴では多くの例で外有毛細胞が障害されている。外有毛細胞は小さな音を増幅し，大きすぎる音は抑制する働きを持っているため，内耳性難聴では小さな音は

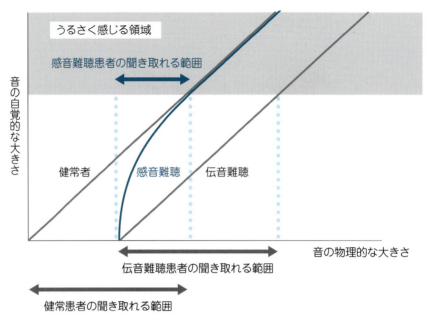

図2 ● 感音難聴における音圧に対するダイナミックレンジの変化

聞こえなくなる一方で，大きな音のうるささはそのまま残るか，健聴者よりも強くなる（リクルートメント現象）。そのため，単純に音を大きくするだけでは音のうるささが気になって聞き取りを改善することができない（図2）。そのため，内耳性難聴で補聴器を使う場合は個別の聴力にあわせて調整を行い，さらに補聴器を使い続けることで音に慣れていくことが必要となる。

4 蝸牛神経から聴覚中枢の異常

　有毛細胞の興奮はいくつかの神経細胞を経由して大脳に伝わるが，この経路に異常が生じた場合も感音難聴をきたす。聴覚路の一次ニューロンは蝸牛神経で，その細胞体はらせん神経節細胞と呼ばれ蝸牛軸の内部に位置している。らせん神経節細胞は双極ニューロンであり，末梢性突起は有毛細胞とシナプスし，中枢性突起は蝸牛神経核を形成する[1]。有毛細胞と末梢性突起とのシナプス，らせん神経節細胞，蝸牛神経のいずれかが障害を受けると有毛細胞の興奮が中枢に伝わらなくなり感音難聴をきたす（後迷路性難聴）。その代表が聴神経腫瘍である（図3）。

　聴神経腫瘍は聴神経（主に前庭神経）から生じる腫瘍で，徐々に増大して感音難聴をきたす。実際には内耳の血流を障害して内耳性難聴を起こすことが多いものの，時

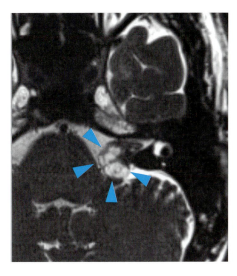

図3 ● 左内耳道から小脳橋角部に生じた聴神経腫瘍（▶の指している箇所）のMRI所見

に蝸牛神経の圧迫から後迷路性難聴をきたす。それ以外にOTOF遺伝子の変異により内有毛細胞からの神経伝達物質放出が障害される病態も知られている。この場合病変は内耳にあるが，臨床上は後迷路性難聴を呈する。上オリーブ核群より中枢側では聴覚路は両側性になるため，一側の障害では重度の感音難聴をきたすことは少なくなる。たとえば古典的には大脳のWernicke領域の障害による感覚性失語が知られているが，聴力自体は高度難聴を呈することは稀である。中枢聴覚路が両側で障害された場合，理論上は高度の難聴を呈する。しかしながら脳幹の聴覚路周囲には多くの神経核が集まっており，この部位の障害では難聴単独で発症することは稀で他の脳神経症状を合併することが多い。大脳でも同時に両側の聴覚野が障害される場合は他の重篤な症状をきたして難聴自体の診断ができないことが大多数であるが，両側の聴覚野障害が異時性に生じた場合には高度難聴をきたす例が報告されている[2]。後迷路性難聴では，「音を聞く」能力に比べて「言葉を聞き取る」能力が極端に低下する。そのため内耳性難聴以上に補聴器の調整は困難であり，十分な言葉の聞き取りを得られない場合も多い。その一方で，人工内耳は一部の後迷路性難聴にある程度の効果を示すことが報告されており，聴力に比べて語音聴取が極端に悪い場合は治療の選択肢となることがある。

文献
1) Nieuwenhuys R, et al: 図説 中枢神経系. 第2版. 水野 昇, 他訳, 医学書院, 1991, p165-71.
2) 加我君孝：JOHNS. 1999, 15(1)：23-33.

3 耳鳴はなぜ起こるのか

平海晴一

　耳鳴の原因はいまだ明らかではないが，難聴と耳鳴は緊密に関連していることは広く認識されている。耳鳴の原因として，以前は末梢起源説と中枢起源説に分かれて議論されていたが，近年は耳鳴の「原因」は内耳障害を中心とした末梢聴覚障害（＝難聴）にあるものの，耳鳴の「発生源」は中枢にある，との考えが主流となっている。

1 耳鳴の種類

　耳鳴には自覚的耳鳴と他覚的耳鳴の2種類がある。他覚的耳鳴は血管や筋肉の攣縮など，何らかの耳内の音を聴取する現象で，聴診器を耳に当てると検者にも聞こえることがある。主な原因としては中耳腔の異常血管，顎関節症，アブミ骨筋のミオクローヌスなどがある。特殊な例としては硬膜動静脈瘻で血液の流れるような耳鳴が主訴となる場合もある。また，稀ではあるものの，外有毛細胞の運動に伴い基底板から音が生じ（耳音響放射），これが増幅されて外耳から聴取できる場合もある。

　体内で物理的に生じている音とは無関係に，本人しか認識しえない耳鳴を自覚的耳鳴と呼び，通常耳鳴と呼ばれるのはこの自覚的耳鳴である。自覚的耳鳴は動物実験が困難であることもあり，背景となる神経機構の解明は容易ではないが，その発生源としていくつかの説が提唱されている。

2 耳鳴の発生源—蝸牛モデル

　自覚的耳鳴の発生源として，蝸牛の異常興奮が原因とするものである。蝸牛の外有毛細胞は正常でも音を発生していることが知られている（耳音響放射）。以前は耳音響放射も耳鳴の発生源だとする説もあったが，耳鳴を訴える患者の大部分は内耳機能が

低下しており，それに伴って耳音響放射も減弱している。そのため，耳音響放射が耳鳴の原因となっているものはきわめて限られていると考えられる。

　その他の蝸牛由来の耳鳴モデルとして，内有毛細胞と外有毛細胞の障害から生じるものも提唱されている。内有毛細胞は主に音刺激の興奮を中枢に伝え，外有毛細胞は内有毛細胞の興奮を制御する。内有毛細胞に比べて外有毛細胞は侵襲に弱いため，内耳が障害を受けた際に，内有毛細胞が機能している一方で外有毛細胞が失われた部位ができてしまうことがある。このような部位では蓋膜と基底板の連絡に歪みが生じ，これが耳鳴の起源となる可能性がある。また，外有毛細胞は，脳が「無音状態」と認識する音のレベルを決定する働きを持っている。そのため外有毛細胞の機能が失われると，脳は本来無視されるべき内有毛細胞の興奮を音として認識してしまうことで耳鳴が生じるとする説もある。これらの部分的な有毛細胞障害は，一部の耳鳴に関しては単独でも臨床像をよく説明するものの，現在は多くの症例で以下の非蝸牛モデルの一部に組み込まれている。

3 耳鳴の発生源—非蝸牛モデル

　非蝸牛モデルのうち近年主流となっているものは，Jastreboffの神経生理学的モデルと呼ばれるものである[1]。この説では，不安や緊張などの精神状態にあると辺縁系が意識下のレベルで聴覚情報を増幅し，それが耳鳴として認識されるというものである。このモデルでは耳鳴をストレスに感じると，そのストレスが辺縁系に影響してさらに耳鳴を増悪させるという悪循環をきたすとされている。発症のきっかけとして何らかの内耳異常が必要であるものの，正常でも聴覚路は常に何らかの信号を受けているため，このモデルでは末梢聴覚路の障害は必須ではないとされている。

　Jastreboffの神経生理学的モデルの優れた点は，耳鳴治療において，耳鳴に対する順応と不安や緊張などの精神状態の治療が優先されるとした点で，現実的な治療方針とよく一致する点である。また，聴覚系は聴覚野に直接交通する古典的経路と呼ばれるルート以外に，非古典的経路と呼ばれるものも知られている[2]。この経路では，聴覚以外の体性感覚刺激などとも合流し，下丘の外側皮質・背側皮質を経由して大脳辺縁系に至る（図1）。耳鳴が不安や緊張などの精神状態の影響を受ける点や，触覚や視覚刺激で軽減する例がある点が非古典的経路と併せて説明できることも，このモデルを支持する理由である。その一方で，不安や緊張などが必ずしも耳鳴を惹起するとは限らないことや，自覚的耳鳴患者の大部分に内耳障害があることはこのモデルでは説明されていない。そのため，Jastreboffの神経生理学的モデルは耳鳴の増悪遷延モデ

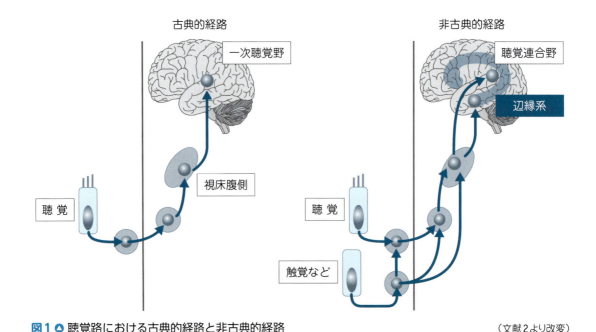

図1 聴覚路における古典的経路と非古典的経路　　　　　　　　　　　　　　　　　　　　　（文献2より改変）

ルとしてとらえ，これに加えて耳鳴が生じる契機となる神経機構が存在すると考えられている。

　それらを説明するために，いくつかの仮説が提唱されている。そのひとつは，求心路遮断が耳鳴の原因とする説である。聴覚路において，蝸牛からの信号は上行性に神経を興奮させていくが，聴覚路の上行性神経線維には抑制性入力も含まれている。内耳障害により，この抑制性入力が失われることで中枢神経核が過敏になり，耳鳴が生じるとする説である。また，慢性疼痛と同様に，聴覚路の異常は大脳皮質の再構成をきたし，これが耳鳴を生じるとする説も提唱されている。大脳皮質においてもトノトピー（周波数ごとに神経発火する場所が異なる）は保たれているが，内耳障害によりある特定の周波数の音が聞こえなくなると，その音に対応する大脳皮質は活動が低下する。この状態が続くと，その部分の大脳皮質は聞こえない周波数からわずかにずれた周波数の音に反応するようになってしまう。この大脳皮質の再構成により，難聴の周波数からずれた周波数の音に対しては，大脳の反応が過敏になり，これが耳鳴として認識されるという説である。さらには内耳が障害されることで，蝸牛神経から中枢の神経経路の自発発火が同調し，これが耳鳴として認識されるとの説もある。神経細胞は刺激がなくとも常に自発発火している。通常は複数のニューロンが同期して発火することはなく，正常では聴覚系の自発発火が音として認識されることはない。しかしながら，内耳障害の動物モデルでは蝸牛神経が同期して発火する現象が報告されて

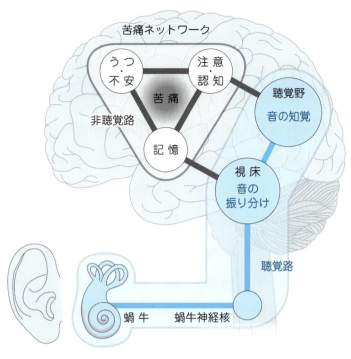

図2 耳鳴苦痛モデル　　　　　　　　　　　　（文献3より引用）

おり，これが耳鳴として認識されている可能性が提唱されている．これらの仮説はお互いに矛盾するものではなく，実際には蝸牛起源説も併せてこれらの現象が重複して生じていると考えられる．

　小川らはこれらのモデルを統合し，耳鳴の「原因」は末梢聴覚路の障害にあり，これによって中枢聴覚路に生じた変化が耳鳴の「発生源」となり，さらに不安や緊張などによる辺縁系の興奮がこれを増強するとの考え（耳鳴苦痛モデル，**図2**）を発表し，現在はこの考え方が主流となっている[3]．

文献
1) Jastreboff PJ：Proceedings of the Sixth International Tinnitus Seminar. Hazell JWP, ed. Tinnitus and Hyperacusis Centre, 1999, p394-8.
2) Møller AR：Anatomy and Physiology of the Auditory System. Textbook of Tinnitus. Møller AR, et al, eds. Springer, 2011, p51-68.
3) 小川　郁：聴覚異常感の病態とその中枢性制御．SPIO出版, 2013, p133-53.

参考文献
▶ Baguley DM：Br Med Bull. 2002；63：195-212.
▶ Bartels H, et al：Otol Neurotol. 2007；28(2)：178-84.

4 難聴・耳鳴の頻度，年齢別有症率は?

平海晴一

1 難聴の頻度

1) WHOの報告

難聴は，非常に頻度の高い障害であり，2012年のWHOの報告では世界中で人口の5.3%に当たる3億6,000万人が難聴に苦しんでいるとされている[1]。この報告を細かく見ると，難聴の割合は，成人男性では人口の7.5%で1億8,300万人，成人女性では5.9%の1億4,500万人，小児では1.7%の3,200万人であり，さらに65歳以上に限ると人口の1/3の人が難聴があるために不自由を感じている。

WHOの報告では両側の中等度以上の難聴のみを調査しており，軽度の難聴や一側性難聴は含んでいないため，実際には難聴の頻度はさらに高い。検査上は難聴患者の約3倍の人数が難聴を持っていると推測されている。

2) 日本での報告

ただし，難聴の頻度は社会によって異なり，国民総所得や識字率と相関することが報告されている。日本を含む収入の多い国(high-income regions)における難聴の割合は，成人男性で4.9%，成人女性で4.4%，小児で0.5%とされている。

わが国では，国立長寿医療研究センターによる老化に関する長期縦断疫学研究(National Institute for Longevity Sciences-Longitudinal Study of Aging)の中で，内田らを中心として難聴も調査されており，そこでは40歳以上の難聴者は約1,970万人，耳疾患や職場での騒音曝露のある人を除外したとしても約1,800万人と推測されている[2]。これは，その年代の人口の25〜27%に当たる人数である。

また，この調査の中では年齢層ごとの難聴の割合も計算されており，難聴の割合は年齢とともに徐々に増加し，特に65歳を過ぎると急激に増加することが報告されて

いる。60〜64歳では男性で18.8％，女性で10.6％であったのが，65〜69歳ではそれぞれ43.7％，27.7％と，2倍以上に頻度が上昇する。後期高齢者となる75〜79歳では，男女の難聴の割合は71.4％，67.3％と，約2/3の人が難聴となる。

2 耳鳴の頻度

耳鳴に関しては，その頻度を正確に算出することは容易ではない。耳鳴は自覚的な症状であり，また一時的なものから間欠的なもの，持続的なものなど症状は多様である。耳鳴の症状で比較的多いのは，日中何かに熱中しているときには紛れてしまうが夜間に静かなところでは聞こえるというものであるが，このような耳鳴も人によっては一時的だと感じたり，間欠的だと感じたり，持続する耳鳴だと感じたりする。

1）海外での報告

耳鳴の頻度に関しては海外でいくつかの大規模調査が行われている。米国で1960年に実施されたAmerican National Health Surveyでは成人の約20％，1988年実施のNational Health Surveyでは約15％で耳鳴を認めている。その他，英国では1957年のNational Study of Hearingで17.7％と報告されている[3]。

これらは比較的頻度がそろっているものの，生活に支障をきたす重篤な耳鳴に関してはNational Health Surveyでは約3％，National Study of Hearingで8.1％とばらつきがある[3]。

2）日本での報告

わが国では耳鳴に関する本格的な大規模疫学調査はないが，厚生労働省の平成28年国民生活基礎調査では，「耳なりがする」と回答したのは約360万人で，成人でみると回答者の3.5％が「耳なりがする」と回答していた[4]。また，「耳なりがする」と回答した約360万のうち55万人が耳鳴をすべての症状の中で最も気になる症状として挙げており，これは物忘れや動悸，息切れよりも高い頻度であった[4]。

国民生活基礎調査における耳鳴の割合は欧米の報告とは大きな差があるが，この調査では耳鳴の程度や頻度は定義されておらず，本格的な疫学調査と比較はできない。耳鳴には辺縁系が関与していることもあり，その頻度は民族や宗教，習慣，地域により異なる可能性がある。今後，わが国でも本格的な大規模疫学調査が望まれる。

平成28年国民生活基礎調査の概況で「耳なりがする」と回答した約360万人の中で詳しい年齢分布をみると，20歳未満では「耳なりがする」と感じるのは1％未満であ

るが，40歳代では男性で1.3%，女性で2.3%になり，50歳代では男性で2.5%，女性で3.4%，60歳代では男性で5.0%，女性で4.5%，70歳代になると男性で7.1%，女性で6.5%と，難聴と同様に年齢が高くなるにしたがい増加する。しかしながら，その程度は難聴に比べて急激なものではない。また，難聴は女性より男性が多いのに対し耳鳴では男女差がなく，これらの点で難聴とは異なった傾向を示している。

文献
1) WHO global estimates on prevalence of hearing loss. Mortality and Burden of Diseases and Prevention of Blindness and Deafness. WHO, 2012.
2) 内田 育恵, 他：日老医誌. 2012；49(2)：222−7.
3) 小川　郁：聴覚異常感の病態とその中枢性制御. SPIO出版, 2013, p13−40.
4) 厚生労働省：平成28年国民生活基礎調査.

5 全身性疾患と難聴

平海晴一

難聴は全身性疾患の一症状として出現することがある。いままでに難聴との関連が研究されている疾患や病態の中で代表的なものとしては，糖尿病や高血圧，慢性腎不全，自己免疫疾患，悪性腫瘍などが挙げられる。

1 糖尿病と難聴

糖尿病は罹病率の高い疾患であり，難聴との関連について多くの臨床研究がある。しかしながら，糖尿病自体が直接的に難聴をきたすか否かに関してはいまだに意見が分かれる。その理由は，喫煙や飲酒などの難聴のリスク因子が糖尿病のリスク因子でもあるため，交絡の可能性を除外できない点である。

厳密な対照群を用いた研究や多因子を用いた解析では，糖尿病の難聴に対する影響はなくなるとの報告も多い。追跡調査では，糖尿病患者の聴力悪化速度は非糖尿病患者と差がないとの報告もある。さらに，難聴を有する糖尿病患者の側頭骨病理では内耳や蝸牛神経の微小血管に病変を認めるものの，糖尿病が直接難聴をきたしていると断定するには至っていない。そして，この血管の変化に関しても，糖尿病に合併した高血圧の影響で生じた動脈硬化が主たる難聴の原因となっている可能性もある。

しかしながら，近年のメタアナリシスや大規模コホート研究では，少なくとも高齢者を除いた糖尿病およびその予備軍では難聴が生じる率が高いことが報告されており[1][2]，直接の原因か否かは別として糖尿病患者で難聴の頻度が高いことはほぼ間違いない。

糖尿病と難聴を合併する特殊な例として，ミトコンドリア遺伝子の異常がある。中でも比較的頻度の高いものとしてはミトコンドリア遺伝子の3243点変異が挙げられ，母系遺伝の糖尿病と感音難聴をきたす。この遺伝子異常はミトコンドリア脳筋症（mitochondrial myopathy, encephalopathy, lactic acidosis, stroke-like episodes：MELAS）でも認められる。通常は両側同程度で高音漸傾型もしくは水平

型の感音難聴を示すが，左右差がある場合や段階的に悪化する場合もある。MELAS
の患者は通常3〜11歳で発症するが診断が遅れる場合もあり，注意が必要である。

2 高血圧と難聴

高血圧も糖尿病と同様に難聴との関連が研究調査されている。動物実験ではナト
リウム利尿ペプチドによる電解質異常や蝸牛における酸素分圧の低下などが難聴の原
因として提唱されている。また，メタアナリシスやコホート研究でも高血圧は老人性
難聴や騒音性難聴，耳鳴の危険因子となることが報告されている[3][4]。しかしながら，
高血圧も糖尿病と同様に交絡因子を完全に除外することは難しい。さらには心不全や
腎不全を合併し利尿薬を使用している場合も多く，このような場合は薬剤性内耳障害
の可能性を除外できない。

3 メタボリック症候群と難聴

上記のように糖尿病や高血圧症の患者では難聴の比率が高い。糖尿病と高血圧症は
合併していることも多く，近年はそのような症例をメタボリック症候群として総合的
にとらえ，早期から治療を開始することで合併症を予防することが試みられている。
難聴に関しても同様に，メタボリック症候群の合併症のひとつとしてとらえることが
できる。

日本肥満学会の基準では，メタボリック症候群は腹囲，中性脂肪，血圧，空腹時
血糖値で診断される。難聴の発症形式としては急性感音難聴として生じるものもある
が，大部分は左右対称で高音漸傾型感音難聴の聴力像を示し老人性難聴と類似するた
め，メタボリック症候群の患者は老人性難聴が早期から生じるととらえることもでき
る。そのため，メタボリック症候群の患者において難聴や耳鳴の進行を把握しておく
ことは重要である。

4 慢性腎不全と難聴

慢性腎不全の患者や，さらに腎死に至って血液透析を受けている患者も難聴を合併
することが多い。しかしながら，これらの患者における難聴の病態を明らかにするこ

とは糖尿病や高血圧以上に困難である。そもそも慢性腎不全の患者は糖尿病と高血圧を合併していることが多い。さらに，治療の過程で利尿薬を投与されるため，これによる内耳障害も否定できない。また，免疫抑制状態にあるため菌血症やウイルス血症，真菌症をきたすことも多く，これらへの感染自体，および感染に対する治療薬が難聴の原因となることもある。

特殊な病態としては，血液透析を受けている患者では透析中〜直後に難聴やめまいを訴えることがある。これらの中には微小血栓などによるものも含まれるが，多くは透析低血圧による内耳の一過性の血流低下や浸透圧や電解質の変化によるものが考えられている。

5 自己免疫疾患と難聴

自己免疫疾患ではしばしば難聴をきたすが，障害部位が内耳にある場合は組織検査が不可能である。中耳に病変が生じた場合には組織検査自体は可能であるものの，検体のサイズが小さいため診断に至らないことが多い。そのため，原疾患の病勢悪化と難聴の悪化が同期し，ほかに原因が見つからない場合に，自己免疫疾患による難聴と判断することが多い[5]。自己免疫疾患による難聴は徐々に進行する場合と，急激に悪化する場合の両方がある。

自己免疫疾患による難聴の中でも近年注目されているのは抗好中球細胞質抗体（antineutrophil cytoplasmic antibody：ANCA）関連血管炎によるものである。ANCA関連血管炎の代表である多発血管炎性肉芽腫症では上気道症状として耳症状をきたすことがある。耳症状は耳管周辺の肉芽形成から滲出性中耳炎をきたすことが多いが，肉芽腫形成が中耳全体に及ぶ症例や感音難聴をきたす症例もある。

感音難聴の原因には肉芽腫が内耳に進展するものや，血管炎自体が内耳障害をきたす場合もある[5]。後者では早期に診断してステロイドや免疫抑制薬を投与することで感音難聴が回復する場合もある。ANCA関連血管炎による難聴では組織学的に診断をつけることが難しいため，難聴が初発症状であった場合の確定診断は容易ではない。そのため，全身症状を伴わないANCA関連血管炎性中耳炎の診断基準も提唱されている。

それ以外に，全身性エリテマトーデスや再発性多発軟骨炎，潰瘍性大腸炎など様々な自己免疫疾患が内耳障害をきたすが，それぞれが難聴をきたす機序は明らかではない。剖検では内耳炎の所見や好塩基性物質の内耳沈着，聴神経の萎縮，内リンパ水腫など多彩な所見が報告されている[5]。

6 悪性腫瘍と難聴

　聴覚系，特に内耳より中枢は幹細胞に乏しく，悪性腫瘍が生じることは少ない。転移性悪性腫瘍は，従来は血液内耳関門と血液脳関門に守られているため稀とされていたが，実際は終末期の患者ではがん性髄膜炎をきたしていることは稀ではない。がん性髄膜炎は内耳道で細胞集塊をつくるため内耳症状や顔面神経麻痺は比較的出現しやすい症状である。がん性髄膜炎にまで至る患者は既に緩和治療に入っていることが多く，従来は臨床上あまり問題とならなかった。しかしながら，近年の分子標的薬をはじめとする化学療法の進歩で全身の転移性病変が制御可能になってきた一方で，薬剤が到達しにくいがん性髄膜炎の報告は徐々に増加している[6]。また，腫瘍細胞が直接難聴をきたす以外に，白金製剤による内耳障害や低栄養状態，凝固能異常，さらには腫瘍随伴症候群として生じる多発神経障害なども，難聴の原因となる[5]。

文献
1) Akinpelu OV, et al：Laryngoscope. 2014；124(3)：767-76.
2) Kim MB, et al：Int J Epidemiol. 2017；46(2)：717-26.
3) Przewoźny T, et al：Blood Press. 2015；24(4)：199-205.
4) Wang D, et al：J Am Soc Hypertens. 2018；12(2)：71-9.
5) Merchant SN, et al, ed：Schuknecht's Pathology of the Ear. 3rd ed. PMPH-USA, 2010, p538-70.
6) Hiraumi H, et al：Laryngoscope. 2014；124(9)：2139-43.

第2章　検査と診断

1 実地医科で使える難聴の評価法

2 実地医科で使える耳鳴の検査

3 耳鼻咽喉科で行う検査

4 こんな時にはどうする?

5 難聴の遺伝子診断

① 実地医科で使える難聴の評価法

1 話声による評価

小林有美子

現在多くの聴覚健診，難聴の診断の場ではオージオメータを使用した純音聴力検査が一般的に使用されている。しかしオージオメータはすべての医療機関に設置されているわけではない。本項では，いわゆる一般診療の場において難聴を検出・評価し適切に対応するために，オージオメータを使用しない難聴の評価法（話声による評価，囁声法，音叉を用いた検査法）について概論，用途および評価の実際を述べる。

1 聴覚障害認定の現状と話声による評価の有用性

現在多くの聴覚障害の定義は身体障害者福祉法第4条に基づく身体障害者障害程度等級法によってなされているが，この等級法は後述する労災認定の基準同様に，大正5(1916)年に制定された工場法施行令に由来している。現行の身体障害認定基準[1]では，「聴力測定には純音による方法と言語による方法とがあるが，聴力障害を示すにはオージオメータによる方法を主体とする」と記載されており，同認定要領には「(オージオメータ以外の評価法としての)聴覚距離測定による聴覚障害は何らかの理由で純音聴力検査ができない場合に適応されるものであり，その理由が明確にされている必要がある」[1]とある。

つまり，現在わが国で聴覚障害の認定を受けるには原則的にオージオメータによる純音聴力検査による聴覚障害評価が必須であり，言い換えると「純音が聴こえているか」を基準にしていることは注意しておくべきである。なぜなら自然界に純音はほぼ存在せず，聴覚障害者の多くは内耳障害をきたしているが，その障害によって，音が聞こえなくなるだけでなく話声などの様々な音の内容の識別が困難になる事実のほうが問題だからである[2]。話声による評価法はオージオメータを使用しない，いわば原始的な評価法ではあるが，上記の理由から障害の本質を診ることのできる評価法であり，プライマリ・ケアの実地において難聴者の障害程度を評価するために必要かつ習

得しておくべき評価法と言える。

　さて，現在純音聴力検査以外での聴力評価法を明確に記載しているものの代表は，前述の労働基準法による障害認定，および船舶操縦士における身体検査などである。特に労災における聴覚障害の基準は，「音が聴こえるかどうか」「話の内容が理解できるかどうか（聴覚距離測定）」に重点を置いている。本法の原型である工場法制定当時（大正5年）は当然純音聴力検査が一般的ではなく医師の判定に委ねられており，話声の理解度は重要な判定材料であったことも現在の基準に反映されているものと推測される。

　実地医科で使える難聴の評価法とは，労災の考え方の通り「音が聴こえるかどうか」「話の内容が理解できるかどうか（聴覚距離測定）」を評価するものであり，国が定める聴力障害認定は設備のある耳鼻咽喉科施設で行うものとして本項を進めたい。

2 労災における障害等級表からみた，話声による評価（聴覚距離測定法）概要

　上述した通り，労災における身体障害の程度に関する基準は工場法施行令に由来しており，今日の障害区分の原型となっているのは昭和2（1927）年4月労発第15号通達によって定められたものである。現在の障害等級はその後表現の変更や障害程度の追加など9回の改定を経て，平成23（2011）年厚生労働省令第13号（平成23年2月1日施行）別表第2（第40条関係）身体障害等級表に準じている。

　話声による医師の判定法が記載されている現行の耳の障害と障害等級を**表1**に示す[2]。実際の労災認定においてもオージオメーターが普及している現在では，身体障害者の認定同様に純音聴力検査による聴力レベルおよび語音による聴力検査結果を使用するが，その場合はこれに示すような対応表（機器を使用しない話声による医師による判定に基づく等級とオージオメーターによる検査結果との対応表）を基礎として認定する。

　瀬谷[2]が労災の基準と身体障害者福祉法による等級を比較したものを**表2**に示す。次項で各項について解説するが，実地において患者の難聴を評価するために本表を参考にされたい。

3 話声による評価の実際

　それでは通常話声の大きさ，音圧とはどの程度かということについてここで触れる。英語を母国語とする男性話者の場合，1m前方位置では音圧レベルが65.4dBで

表1 ○ 話声による聴覚判定と障害程度

省令別表第二に掲げる障害の程度	平均純音聴力レベル（dB）及び最高明瞭度（%）
両耳の聴力を全く失ったもの（第4級第3号）	両耳が90dB以上のもの又は両耳が80dB以上・30%以下のもの
両耳の聴力が耳に接しなければ大声を解することができない程度になったもの（第6級第3号）	両耳が80dB以上のもの又は両耳が50dB以上・30%以下のもの
1耳の聴力を全く失い，他耳の聴力が40センチメートル以上の距離では普通の話声を解することができない程度になったもの（第6級第4号）	1耳が90dB以上で，かつ，他耳が70dB以上のもの
両耳の聴力が40センチメートル以上の距離では普通の話声を解することができない程度になったもの（第7級第2号）	両耳が70dB以上のもの又は両耳が50dB以上・50%以下のもの
1耳の聴力を全く失い，他耳の聴力が1メートル以上の距離では普通の話声を解することができない程度になったもの（第7級第3号）	1耳が90dB以上で，かつ，他耳が60dB以上のもの
両耳の聴力が1メートル以上の距離では普通の話声を解することができない程度になったもの（第9級第7号）	両耳が60dB以上のもの又は両耳が50dB以上・70%以下のもの
1耳の聴力が耳に接しなければ大声を解することができない程度になり，他耳の聴力が1メートル以上の距離では普通の話声を解することが困難である程度になったもの（第9級第8号）	1耳が80dB以上で，かつ，他耳が50dB以上のもの
両耳の聴力が1メートル以上の距離では普通の話声を解することが困難である程度になったもの（第10級第5号）	両耳が50dB以上のもの又は両耳が40dB以上・70%以下のもの
両耳の聴力が1メートル以上の距離では小声を解することができない程度になったもの（第11級第5号）	両耳が40dB以上のもの

（文献2より作成）

あることが1939年に報告されている[3]。2010年に白石ら[4]は日本語話者が発した音声を無響室内で測定し報告した。これによると会話音声の1m前方の等価騒音レベルは約60dBで，性差を見ると男性が女性を5dB程度上回るという結果であった。これを念頭に置いて，純音聴力検査の値と話声評価の各論として「労災補償　障害認定必携」（労災サポートセンター）[5]に詳細が述べられているので，以下，難聴の程度が重い順から解説する。

表2 身体障害者福祉法による聴覚障害の定義と労働基準法による聴覚障害等級との比較

級	身体障害者福祉法による聴覚障害程度等級		級	労働基準法による聴覚障害等級
	標準純音聴力検査による場合	（聴取距離による場合）		
2	両耳の聴覚レベルがそれぞれ100dB以上のもの	（両耳全ろう）	4	両耳を聾した者
3	両耳の聴覚レベルが90dB以上のもの	（耳介に接しなければ大声語を理解し得ないもの）	6	両耳の聴力が耳に接しなければ大声を解することができない程度になったもの，または一耳を全く聾し他耳の聴力が40cm以上の距離では尋常の話声を解することができない程度になったもの
4	1 両耳の聴覚レベルが80dB以上のもの 2 両耳による普通話声の最良の語声明瞭度が50パーセント以下のもの	（耳介に接しなければ話声語を理解し得ないもの）		
6	1 両耳の聴覚レベルが70dB以上のもの 2 一側耳の聴覚レベルが90dB以上，他側耳の聴力レベルが50dB以上のもの	（40cm以上の距離で発声された会話語を理解し得ないもの）	7	両耳の聴力が40cm以上の距離では尋常の話声を解することができない程度になったもの，または一耳を全く聾し他耳の聴力が1m以上の距離では尋常の話声を解することができない程度になったもの
				中　略
			11	両耳の聴力が1m以上の距離では小声を解することができない程度になったもの，または一耳の聴力が40cm以上の距離では尋常の話声を解することができない程度になったもの

（文献2より作成）

1) 「両耳の聴力をまったく失ったもの，耳に接しなければ大声を解することができない程度」（身体障害者2級，3級相当）

　労災における最も重い障害は「両耳の聴力をまったく失ったもの」（第4級の3）となり，これは両耳の平均純音聴力レベルが80〜90dBかつ語音聴取能（最高明瞭度）が30%以下としており（**表1**），身体障害者2級に該当する。

　ついで重い障害と認定されているものは第6級の3，「両耳の聴力が耳に接しなければ大声を解することができない程度，または一耳をまったく聾し他耳の聴力が40cm以上の距離では尋常の話声を解することができない程度」であり，これはおよそ身体障害者3級に該当し，純音聴力検査で両耳が80dB以上，または両耳の平均聴力レベルが50〜80dB未満かつ語音明瞭度が30%以下に該当する。

これらは通常の診療場面における話声評価で，補聴器等を使用しない状態（裸耳）ではほとんど音を解することができない状態である。ただし，重い難聴があっても先天性難聴や失聴（まったく聞こえなくなった状態）からの期間が長い場合で，何らかの聴覚補償リハビリテーション（補聴器や人工内耳を装用した聴能訓練）がなされている人では読話（口の動きから言語を読み取ること）が可能な場合がある。マスクなどで口元が確認できないとまったく音声言語を聴取できないことで判別可能である。

2）「耳介に接しなければ会話語を理解しえないもの，40cm以上の距離で発声された会話語を理解しえないもの」（身体障害者4級，6級相当）

現行の身体障害者に認定される最も軽い程度（4級，6級）がここに該当する。純音聴力検査で両耳の平均聴力レベル80dB以上が4級，両耳70dB以上もしくは一側耳90dB，他側耳50dB以上が6級に該当する。通常の診療室における話声評価において，裸耳では会話語が理解できないために耳元に近づいて大きな声で話すことが必要な程度がこれに相当する。

3）「両耳の聴力が1m以上の距離で，普通の会話ないし小声を解することできないもの」（身体障害者非該当）

わが国の聴覚障害における身体障害者認定基準は先進国の中でも厳しいとされており，世界保健機関（World Health Organization：WHO）で福祉サービスが必要と提唱している41dB以上の難聴者でわが国では身体障害者非該当の者がこれに該当する。労災の等級では第9～11級に当たる。

これらは労災基準の話声評価では1mの距離での聞き取りに困難な程度の群で，一見問題がないように見えるが複数人での会話に支障をきたし，1対1でも口元を見るなどの視覚情報や補聴器を要する人たちである。話声のみでの判定は耳鼻咽喉科医師や言語聴覚士でも困難な場合があるが，普通話声においてマスク越しや正面以外からの対話で困難があるかどうかが重要なポイントとなる。

4 まとめ

話声による評価法は労災認定に用いられてきた経緯から，①身体障害者に該当するような難聴や，②補聴器や何らかの情報保障がなければコミュニケーションに著しく支障をきたすような難聴，③身体障害者には該当しないが補聴器や配慮が必要な難聴の検出と程度の評価が可能で，日常診療の場で障害認定のための耳鼻咽喉科専門機関

受診勧奨に役立つ。乳幼児・学童期などにおける軽症の難聴検出については次項「囁声検査」が有用である。

文献
1) 厚生労働省:身体障害認定要領. 平成15年4月1日施行. [https://www.mhlw.go.jp/file/06-Seisakujouhou-12200000-Shakaiengokyokushougaihokenfukushibu/youryou_all.pdf]
2) 瀬谷和彦:ノーマライゼーション. 2007;27(8). [http://www.dinf.ne.jp/doc/japanese/prdl/jsrd/norma/n313/n313004.html]
3) Dunn HK, et al:J Acoust Soc Am. 1939;10:184-99.
4) 白石君男, 他:Audiol Jpn. 2010;53(3):199-207.
5) 労災サポートセンター:第Ⅲ章 部位別障害等級の認定方法. 労災補償 障害認定必携. 第16版. 労災サポートセンター, 2016, p109-13.

1 実地医科で使える難聴の評価法

2 囁声法による評価

小林有美子

　囁声（ささやき声）とは，後述する日本耳鼻咽喉科学会「難聴を見逃さないために—1歳6カ月児健康診査および3歳児健康診査—」[1]から引用すると，「のど（のどぼとけ）に手をあてて「アー」と言ったときに指が少しビリビリするが，息を「ハー」と吐いたとき指がビリビリしない。このように，指がビリビリしないで息だけで出す小さな声を"ささやき声"といい，ないしょ話をする時によく用いる」とある。

　このような囁声を用いた評価法は特に乳幼児・学童健診の場で有用である。難聴のレベルで言うと身体障害者には該当しない程度だが学業習得や会議，研修等において配慮が必要な軽度難聴である。軽度難聴をきたす疾患は先天性難聴のほか，耳垢栓塞や中耳炎による軽度伝音難聴が含まれる。詐聴や心因性難聴の判別にも応用できる。

1 囁声評価法：概要

　囁声法による検査は現在では乳幼児健診の場で一般的に用いられているが，従来はオージオメーターが普及する以前に用いられていた聴力評価法である。過去の成書には，「被検者は検者に対し横向きの位置をとらせ，反対耳を指でふさぐ。距離はまず6mとししだいに接近しつつ行い，復唱させて正しく復唱しはじめる距離を計測する」としている[2]。しかし，これらは注意力が必要で一般的に適用が難しいため，野中ら[3]は絵提示による方法を提唱し検討した。これは事前に被検者の理解力と検査への協力を確認した後，検者の口元を隠し，単語およびものの用途を問う短文を3語ずつ囁語で聞かせ，被検者には絵を指さすことで回答させる方法である。

　囁声の発声方法は前述の日本耳鼻咽喉科学会「難聴を見逃さないために—1歳6カ月児健康診査および3歳児健康診査—」[1]に記述の通りで，通常の吸気の後，声帯を振動させないようにして行う。このように発声した場合の声の強さは40～50dBであるとしている。この方法によって51例の幼児について50例（98％）の難聴の有無

を正しく判定できたとしている。囁声による検査では6問中の正答が4問以下の場合，軽度以上の難聴の存在が疑われる。

このように，乳幼児期や学童期にみられる軽度難聴が検出された場合の対応であるが，言語発達が正常だったり，一見問題がなさそうに見えたりしてもこれを放置してはならない。乳幼児健診，学校健診で発見される軽中等度難聴をきたす疾患を**表1**に示す。言語発達には臨界期があるため，乳幼児期に先天性難聴を見逃すことによって言語発達の遅れや構音障害をきたし生涯持続する。耳垢や中耳炎は治療によって改善が見込める。逆に，ことばの遅れや構音障害を相談された際に本法によって軽度難聴を検出し，専門機関受診勧奨につなげることも可能である。

表1 ◯ 軽・中等度難聴の原因疾患

軽・中等度難聴の原因疾患	
伝音難聴	耳垢栓塞，滲出性中耳炎，慢性中耳炎など
感音難聴	先天性難聴

心因性難聴を代表とする機能性難聴（学童期以降に多い。聴覚路には異常がないにもかかわらず学校健診や純音聴力検査で難聴を呈するもの）や，詐聴（難聴を装い偽ること）を疑う際にもスクリーニングとして行うことがある。

2 囁声評価法の実際

日本耳鼻咽喉科学会「難聴を見逃さないために─1歳6カ月児健康診査および3歳児健康診査─」[1]に詳しく記載があるので，これらをおよその月齢に分けて解説する。

1）2歳以下の場合

背後から気づかれないように児の名前を囁声で呼び，振り向くかどうかで判定する。このとき本検査以外に確認すべき事項として，ジェスチャーなしに簡単なことばの言いつけがわかるか，有意語が出現しているか，難聴をきたす奇形症候群や，NICU入院歴・妊娠中のウイルス感染（風疹など）の有無の聴取が有用である。また，新生児聴覚スクリーニング受検の有無とその結果については母子手帳を確認する。このとき，新生児聴覚スクリーニング検査がパス（陰性）であっても，前述の通りパス児の3％程度に後から難聴が見つかることがわかっているため，それを根拠に聴力正常と判定することは誤りである。

2) 3歳以上の場合

　日本耳鼻咽喉科学会編「難聴を見逃さないために―1歳6カ月児健康診査および3歳児健康診査―」[1]改変図を図1に示す。この絵を使用し，①1m程度離れた場所から，「普通話声」で絵を検者が指さし，被検者に正答させる，②次に手で口元を隠し「囁声」で「絵の名前」を検者が言い，被検者に絵を指さしするように指示する。このとき，聞き返しには応じないように注意する。6つの絵のうち5つ正答できればパスと判定する。本検査以外に注意すべき事項として，家族歴，頻繁な中耳炎罹患の既往，鼻炎や口呼吸の有無，家族からみてジェスチャーなしに言葉が通じない・聞き返しがある・ことばが遅れている，発音がおかしいなどの訴えがあった場合には必ず精密検査機関受診を勧めるべきである。

絵 シ ー ト

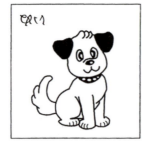
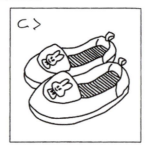
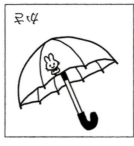
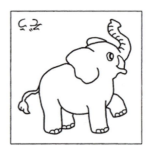
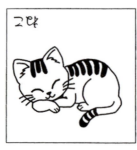
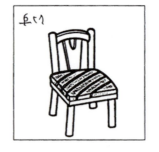

図1 ● ささやき声検査　　　　　　　　　　　　　　（文献1より引用）

3 まとめ

　囁声を用いた評価法は特に乳幼児・学童聴覚検診の場で有用で，難聴のレベルで言うと身体障害者には該当しない程度だが学業習得や会議，研修等において配慮が必要な軽度難聴が検出できる。軽度難聴をきたす疾患は先天性難聴のほか，耳垢栓塞や中耳炎による軽度伝音難聴が含まれる。

文献
1) 日本耳鼻咽喉科学会社会医療部福祉医療・乳幼児委員会：難聴を見逃さないために―1歳6カ月児健康診査および3歳児健康診査. 第2版. 2015. [http://www.jibika.or.jp/members/iinkaikara/hearing_loss.html]
2) 森本正紀, 他：聴力検査の手引. 第3版. 医学書院, 1961.
3) 野中信之, 他：耳鼻臨床. 1983；76(増1)：509-14.

1 実地医科で使える難聴の評価法

3 音叉による聴力検査

小林有美子

1 概　要

　音叉はオージオメータを使用できないベッドサイドや，救急外来での聴力検査に現在も有用である。また，骨導を反映するため，後述するようなWeber法，Rinne法では伝音性，感音性など難聴の部位診断も可能である[1]。前項で述べた話声法，囁声法では基本的に難聴耳の左右の別を見ることができないが，音叉ではある程度可能であるため，一側性難聴の診断に有用である。一側性難聴をきたす代表的疾患を**表1**に示す。音叉には高音（3kHz程度）を出すもの，低音（125〜500Hz程度）を出すものがあるが，骨導検査にも用いることのできる低音の音叉のみを使用することが多い。

表1 ▽ 一側性難聴をきたす代表的疾患

難聴の種類	疾患名
感音難聴	先天性難聴，急性感音難聴〔ウイルス（ムンプスなど），突発性難聴，Ménière病，急性音響外傷など〕
伝音難聴	耳垢，外耳道異物，耳小骨奇形，外傷性（鼓膜穿孔，耳小骨離断），中耳炎（急性中耳炎，滲出性中耳炎，慢性中耳炎），真珠腫性中耳炎，耳硬化症（初期），中耳腫瘍など
混合性難聴	耳硬化症（進行例），好酸球性中耳炎など

2 音叉の使用方法

　多く用いられる低音用音叉を**図1**[1]に示す。音叉を耳にかざして使用するが，柄の部分を頭部に当てることで骨導も反映できる。耳にかざす方向に注意する。

36

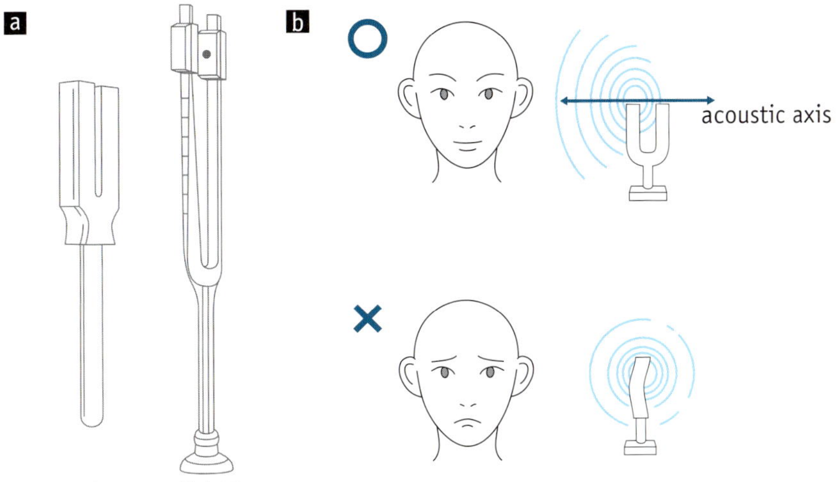

高音用　　低音用

図1 ● 音叉の種類 (a) と耳へのかざし方 (b)　　　　　　　　　　（文献1より作成）

3 音叉の検査法

1) 聴力正常な耳と比較する方法

音叉を被検者（耳）にかざし，聞こえないと申告した時点で検者（健聴）の耳にかざすことで難聴耳の程度を知ることができる。また，左右差を訴える場合にも同様に，被検耳にかざし聞こえなくなった時点で健聴耳にかざし，聞こえるかどうかで一側性難聴が推定できる。

2) Weber 法

Weber法は一側性難聴の感音性，伝音性の別の診断に有用である。骨導を反映させるため必ず低音の音叉を用いる。検査方法を**図2**に示す。

音叉の柄の部分を前頭部に当てて，骨を伝わって聞こえてくる音が左右どちらの耳に偏するかを調べる。一側性難聴では健側が正常の場合，伝音難聴であれば難聴側に，感音難聴であれば健聴側に音叉の音が響いて聞こえる。**表1**に示す中で難聴の別を診断すべき疾患は，早期治療を要する急性感音難聴である。臨床の場では，救急外来を受診しためまい患者に対し，ベッドサイドで前述の[1)]方法と同時に実施することによって急性感音難聴を診断できる。

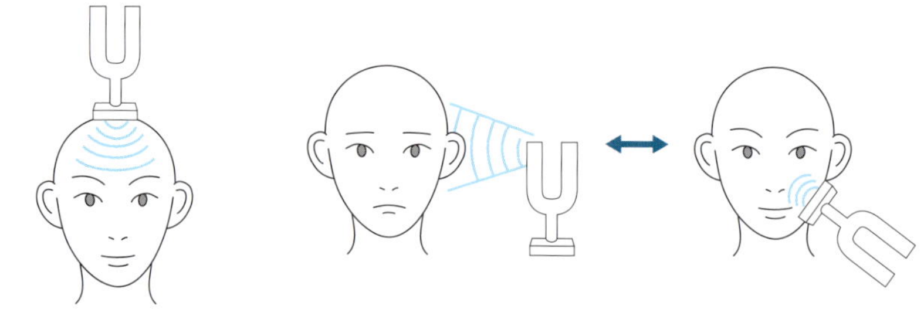

図2 ● Weber法 (a) とRinne法 (b)

（文献1より作成）

3) Rinne法

　同一耳において，気導と骨導の聴取の差を見ることによって難聴の別を診断する方法である。若干解釈が難しく，前述した2つの方法と比較し注意が必要である[1]。検査法を図2に示す。

　音叉を耳にかざし，聞こえなくなった時点で耳介後部の乳様突起に柄を当て，まだ聴取できるかを尋ねる。場合によってその逆も行い，骨導・気導のどちらがよく聴取できるかを尋ねることによって検耳のマスキングなしの骨導聴力・気導聴力の差の有無を推定できる。両者に差がなければ正常または感音難聴である。逆に骨導音のほうが聴取良好な場合を「Rinne陰性」と呼び，検耳に伝音難聴があるか，または検耳に反対側よりも高度な感音難聴があることが推定される。

文献　1）　小林武夫，編：新図解耳鼻咽喉科検査法. 金原出版, 2000.

2 実地医科で使える耳鳴の検査

1 慢性持続性耳鳴

桑島　秀

　耳鳴とは外部に音がないのに音の知覚を感じる現象であり，きわめて多様である。耳鳴は，本人しか聞こえない自覚的耳鳴と他人にも聞こえる他覚的耳鳴があり，耳鳴患者は自覚的耳鳴が大多数を占める。そのため耳鳴そのものを直接とらえることは困難であり，耳鳴の検査は，耳鳴の状態を患者自身に回答させるものや，耳鳴の重症度や苦痛度などに関する質問票が中心となる。

1 耳鳴の自覚的表現とその検査 (標準耳鳴検査法)

　耳鳴の部位や主観的な大きさ，音色や特徴などの心理的要素を含めた性状について問診票が使用されてきた (図1)。

(1) 耳鳴の部位

　頭部を頭頂からみた図に耳鳴患者自らが耳鳴を感じる部位を図示する。

(2) 耳鳴の種類

　左または右の耳鳴あるいは頭鳴を分類し，さらに耳鳴の数を記載させる。

(3) 耳鳴の音

　耳鳴の音を自覚的に表現させる。

(4) 耳鳴音の高低

　耳鳴音も高低感を高い音，低い音，どちらとも言えないから選択し記載させる。

　過去の報告では，高い音と答えた症例の約8割で，耳鳴周波数が高音であった[1]。

(5) 耳鳴音の清濁

　耳鳴音を澄んだ音，濁った音，どちらとも言えないから選択し記載させる。

(6) 耳鳴の大きさ

　5段階にわけられたスケールから選択させる。スコアの大小は主観的な順序尺度であり間隔尺度ではない。両側耳鳴のときは左右別に記載する。

この調査表はあなたの耳鳴（みみなり）の診断および今後の治療の基準となるものです。
該当箇所を ☐ でかこんで下さい。(6)〜(8)は，左右別々に考えて，記入して下さい。

(1) 耳鳴の部位

　　右耳　　左耳　　両耳　　頭皮上　　頭蓋内

(2) 耳鳴の種類

　　右耳　　1種類　　2種類　　3種類以上
　　左耳　　1種類　　2種類　　3種類以上
　　頭　　　1種類　　2種類　　3種類以上

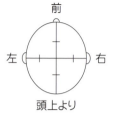

(3) 耳鳴の音

　　キー（ン）　ジー（ン）　ピー（ン）　ザー　シー（ン）　ゴー（ン）　その他（　　）

(4) 耳鳴音の高低

　　高い音　　低い音　　どちらとも言えない

(5) 耳鳴音の清濁

　　澄んだ音　　濁った音　　どちらとも言えない

(6) 耳鳴の大きさ

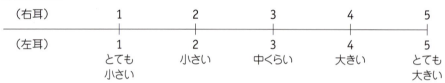

(7) 耳鳴の持続

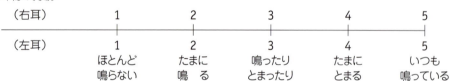

(8) 耳鳴の気になり方

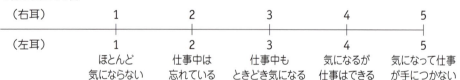

(9) その他の特徴

　a. 脈うつ　　　　　　　　うつことがある　　　　　うたない
　b. 音色がかわる　　　　　かわることがある　　　　かわらない
　c. 大きさがかわる　　　　かわることがある　　　　かわらない
　d. 耳鳴のために眠れない　眠れないことがある　　　眠れないことはない

図1 ● 標準耳鳴検査法

ここに耳鳴の代表的な言いあらわし方を16種類準備しました。あなたの耳鳴がこの内にあれば次の言いあらわし方にどの程度似ているか点数をつけて下さい。

非常に似ている―（2点），少しは似ている―（1点），まったく違う―（0点），を順番にならべました。あなたが感じるまま自由に選んで○でかこんで下さい。16種類についてすべて答えて下さい。

〔右耳鳴, 左耳鳴, 両耳鳴〕

1.	ジー	（2 － 1 － 0）	10.	チー	（2 － 1 － 0）
2.	キーン	（2 － 1 － 0）	11.	ウーン	（2 － 1 － 0）
3.	ピー	（2 － 1 － 0）	12.	ワーン	（2 － 1 － 0）
4.	ミーン	（2 － 1 － 0）	13.	ビー	（2 － 1 － 0）
5.	シーン	（2 － 1 － 0）	14.	ガー	（2 － 1 － 0）
6.	ツーン	（2 － 1 － 0）	15.	ゴー	（2 － 1 － 0）
7.	ジャー	（2 － 1 － 0）	16.	シャー	（2 － 1 － 0）
8.	ザー	（2 － 1 － 0）	17.		（2 － 1 － 0）
9.	ブーン	（2 － 1 － 0）	18.		（2 － 1 － 0）

以上の言いあらわし方以外に，あなたの耳鳴の言いあらわし方があれば17, 18番にその言いあらわし方を記入した上で点数を○でかこんで下さい。

(図1 つづき)

(7) 耳鳴の持続

（6）と同様の評価法で記載させる。

(8) 耳鳴の気になり方

（6）と同様の評価法で記載させる。

(9) その他の特徴

脈うつ，音色がかわる，大きさがかわる，耳鳴のために眠れないという項目から記載させる。

1) 自覚的表現の評価

耳鳴を表現する場合に様々な表現があるが，耳鳴の擬声語による表現を客観的に一定の方式で評価しようとするもので，一種の音色の検査である。あらかじめ16種類の擬声語を記した質問票を渡し，耳鳴に該当する表現があれば，非常に似ている，少しは似ている，まったく違うのどれかを選択させる。また別の表現があれば自由に記

載してもらう。**表1**に評価の基準となる30種類の擬声語が示す周波数帯域および純音性か雑音性かを示す[2]。

表1 自覚的評価のための代表語の周波数帯域

代表語 / Hz	125	250	500	1,000	2,000	4,000	8,000
1. グーン	○	○					
2. ワーン	○	○					
3. ウーン	○	○					
4. ウァーン	○	○					
5. ブーン	○	○	○				
6. ブー	○	○	○	○			
7. ウィーン		○					
8. ボー		○	○	○			
9. クーン		○	○	○	○	○	
10. ツーン			○	○	○	○	○
11. ビー				○	○	○	○
12. キーン					○	○	○
13. ゴウゴウ	●	●					
14. ガー	●	●	●				
15. ザー	●	●	●	●	●	●	●
16. ジャー	●	●	●	●	●	●	●
17. ヒュー			●	●	●		
18. シュルシュル				●	●	●	
19. ピュルピュル					●	●	
20. ジー						●	●
21. ドー	○ ●	○ ●					
22. グォー	○ ●	●	●				
23. ゴー	○ ●	○ ●	●				
24. コー	○	○	○ ●	○ ●			
25. ビュー	○	○ ●	●	●	●		
26. ミーン					○ ●	○ ●	○ ●
27. チー					○ ●	○ ●	○ ●
28. シーン							○ ●
29. リー					○	○ ●	
30. ピー	○ ●					○ ●	○ ●

この表は前頁の表現音がおよその周波数と対応しているかを示すものである
○：pure tone, ●：band noise

（小田　怐：Audiol Jpn. 2006；49（2）：119-27より引用）

2 自覚的耳鳴評価法 (VAS：visual analogue scale)

　VASはカテゴリー尺度や数値尺度を視覚化し，心理学的研究方法として開発された手法である。耳鳴においては，耳鳴の大きさや気になり方，苦痛度，1日のうち耳鳴が気になる時間などを評価する。

①患者の前に10cm（100mm）の横線を引いた紙を用意する。

②横線の左端（0mm）は症状がない状態，右端（100mm）は最も症状が大きい状態と仮定する。

③患者にペンを持たせ，今日の症状の程度を線上にマークさせ，その部位が左端から何mmかを測定する。

④初診時や治療後などで測定を行い，症状の程度や治療効果を評価する。

　VASは，比較的容易に施行できる評価法ではあるが，重症側に偏りやすく，天井効果がみられることから評価には慎重を要する。

3 耳鳴の苦痛度の評価法 (THI：tinnitus handicap inventory)

　THIは1996年に提唱された耳鳴苦痛度の評価法である。耳鳴の苦痛度だけでなく，日常生活への影響を評価することを目的としており，国際的に広く用いられ，耳鳴の問診票として最もよく使用されている（**表2**）。この評価法は全部で25項目の質問から成り立っており，それぞれ項目に対し，よくある（4点），たまにある（2点），ない（0点）で自己評価し，合計点数を算出する。耳鳴の苦痛度の重症度は5段階に分類される[3]。

1．正常　　　0～16点
2．軽症　　　18～36点
3．中等症　　38～56点
4．重症　　　58～76点
5．最重症　　78～100点

　病状説明のみで経過観察できる例は50点以下であり，50点を超えると何らかの心理的苦痛をかかえていることが多く，治療介入が必要となる可能性があるとされ[4]，20点以上の改善があればその治療は有効であるとされている。

表2 Tinnitus Handicap Inventory (THI)

この検査は，耳鳴があなたにどのような障害を引き起こしているか調べるためのものです。
各質問について，あてはまる番号に〇をつけて下さい。

	よくある	たまにある	ない
1. 耳鳴のせいで集中するのが難しい。	4	2	0
2. 耳鳴のせいで人の話が聞き取りにくい。	4	2	0
3. 耳鳴のせいで怒りを感じる。	4	2	0
4. 耳鳴のために混乱してしまう。	4	2	0
5. 耳鳴のために絶望的な気持ちになる。	4	2	0
6. 耳鳴について多くの不満を訴えてしまう。	4	2	0
7. 耳鳴が夜間の入眠の妨げになる。	4	2	0
8. 耳鳴から逃げられないかのように感じる。	4	2	0
9. 耳鳴のせいで社会的活動（たとえば，外食をする，映画を観るなど）を楽しめない。	4	2	0
10. 耳鳴のせいで不満を感じる。	4	2	0
11. 耳鳴のせいで自分がひどい病気であるように感じる。	4	2	0
12. 耳鳴のせいで人生を楽しむことができない。	4	2	0
13. 耳鳴が仕事や家事の妨げになる。	4	2	0
14. 耳鳴のせいで怒りっぽくなることが多い。	4	2	0
15. 耳鳴が読書の妨げになる。	4	2	0
16. 耳鳴のために気が動転する。	4	2	0
17. 耳鳴の問題が家族や友人との関係にストレスを及ぼしていると感じる。	4	2	0
18. 耳鳴から意識をそらして，耳鳴以外のことに意識を向けることは難しい。	4	2	0
19. 耳鳴はどうすることもできないと感じる。	4	2	0
20. 耳鳴のせいで疲労を感じることが多い。	4	2	0
21. 耳鳴のせいで落ち込む。	4	2	0
22. 耳鳴のせいで不安になる。	4	2	0
23. もうこれ以上耳鳴に対処できないと感じる。	4	2	0
24. ストレスがあると耳鳴もひどくなる。	4	2	0
25. 耳鳴のせいで自信が持てない。	4	2	0

計　　　　　　　点

（文献3より改変）

4 併存症状に対しての問診票

　耳鳴には不安，うつ，睡眠障害が合併しやすいことが知られており，耳鳴が重症化するとその合併頻度は増加するとされ[5]，耳鳴のある人が不安，抑うつ状態である割合は30～78％と言われている。

　不安とうつ双方を評価する方法としてHADS（hospital anxiety and depression scale）などが用いられている（**表3**）。HADSは身体疾患を有する患者の精神症状（抑うつと不安）の測定に用いられる自記式調査票である。うつに関する7項目（HADS-D），不安障害に関する7項目（HADS-A）の合計点を集計し不安，抑うつ状態を測定する。不安・抑うつのカットオフ値として，これまでの報告[6]では0～7点を「なし」，8～10点を「疑い」，11～21点を「確定」とし，11点以上を不安，抑うつありとしている。これによると耳鳴患者の約3割が不安，抑うつありと判断された。ただし，うつ病や不安障害のような精神疾患をスクリーニングするためにHADSは有用であるとされる一方で，感度は高いが特異度は低いという理由からHADS単独で精神疾患の有無を評価すべきではないとされている。

文献
1) 立木　孝，他編：耳鳴の検査．金原出版，1999．
2) 小田　恂：Audiol Jpn. 2006;49(2):119-27.
3) Newman CW, et al:J Am Acad Audiol. 1998;9(2):153-60.
4) 新田清一，他:Audiol Jpn. 2002;45(6):685-91.
5) Oishi N, et al:Int J Audiol. 2011;50(7):491-5.
6) 五島史行，他:Prog Med. 2009;29(10):2437-41.

表3 HADS

記入日　　　　年　　月　　日　　　　匿名化ID _____

気分の変化は, 病気に重要な影響を与えることもあり, これを知ることが, 治療に役立つことがあります。
以下の質問に, あまり考え込まずにお答え下さい。長い時間考え込むと不正解になることがあります。
各項目1つだけお答え下さい。

☆最近の気持ちについて, 当てはまる **数字に○** をつけて下さい。

1. 緊張したり気持ちが張りつめたりすることが: 　1　しょっちゅうあった 　2　たびたびあった 　3　時々あった 　4　まったくなかった	8. 仕事を怠けているように感じることが: 　1　ほとんどいつもあった 　2　たびたびあった 　3　時々あった 　4　まったくなかった
2. むかし楽しんだことを今でも楽しいと思うことが: 　1　めったになかった 　2　少しだけあった 　3　かなりあった 　4　まったく同じだけあった	9. 不安で落ち着かないような恐怖感を持つことが: 　1　しょっちゅうあった 　2　たびたびあった 　3　時々あった 　4　まったくなかった
3. 何か恐ろしいことが起ころうとしているという恐怖 　感を持つことが: 　1　しょっちゅうあって, 非常に気になった 　2　たびたびあるが, あまり気にならなかった 　3　少しあるが, 気にならなかった 　4　まったくなかった	10. 自分の顔, 髪型, 服装に関して: 　1　関心がなくなった 　2　以前よりも気を配っていなかった 　3　以前ほどは気を配っていなかったかもしれない 　4　いつもと同じように気を配っていた
4. 物事の面白い面を笑ったり, 理解したりすることが: 　1　まったくできなかった 　2　少しだけできた 　3　かなりできた 　4　いつもと同じだけできた	11. じっとしていられないほど落ち着かないことが: 　1　しょっちゅうあった 　2　たびたびあった 　3　少しだけあった 　4　まったくなかった
5. 心配事が心に浮かぶことが: 　1　しょっちゅうあった 　2　たびたびあった 　3　それほど多くはないが, 時々あった 　4　ごくたまにあった	12. 物事を楽しみにして待つことが: 　1　めったになかった 　2　以前よりも明らかに少なかった 　3　以前ほどはなかった 　4　いつもと同じだけあった
6. 機嫌のよいことが: 　1　まったくなかった 　2　たまにあった 　3　時々あった 　4　しょっちゅうあった	13. 突然, 理由のない恐怖感 (パニック) に襲われることが: 　1　しょっちゅうあった 　2　たびたびあった 　3　少しだけあった 　4　まったくなかった
7. 楽に座って, くつろぐことが: 　1　まったくできなかった 　2　たまにできた 　3　たいていできた 　4　必ずできた	14. 面白い本や, ラジオまたはテレビ番組を楽しむことが: 　1　ほとんどめったにできなかった 　2　たまにできた 　3　時々できた 　4　たびたびできた

2 実地医科で使える耳鳴の検査

2 他覚的耳鳴

小林有美子，桑島　秀

1 他覚的耳鳴とは

　耳鳴とは，実際には音がしていないのに何かが鳴っているように聞こえる現象で，本人にしか聞こえない自覚的耳鳴と，外部から聞くことが可能な他覚的耳鳴とに分類される[1]。本項で取り扱うのはこの他覚的耳鳴で，日常の耳鼻咽喉科外来では比較的稀な疾患である。一般的によく知られている自覚的耳鳴の多くが難聴を合併しているのに対し，他覚的耳鳴の多くは聴覚系以外から発生していることが多く，血管の拍動性によるもの，筋性（痙攣など）に大別されている[2]。

　他覚的耳鳴の分類と診断を**表1**に示す[3]。血管性には，中耳に発生することがあるグロームス腫瘍や動静脈走行奇形などがある。筋性は大きく軟口蓋付近のミオクローヌスを伴う耳管性と，耳小骨筋性に分けられる。聴覚系を起源とする他覚的耳鳴は後述するように非常に稀である。

表1 ● 他覚的耳鳴の分類と診断

他覚所見	診　断	分　類
拍動性	血管性	動静脈瘻，頸動脈狭窄，鼓室型グロームス腫瘍，微小血管圧迫症候群，特発性頭蓋内圧亢進症，高位頸静脈症，S状洞憩室
周期性クリック音またはポップ音	耳管機能不全	口蓋筋のミオクローヌスによるもの
周期性羽ばたき音	中耳機能不全	アブミ骨筋ミオクローヌスなど
持続性	外有毛細胞	聴覚系起源（自発耳音響放射，二次性異常自発耳音響放射（騒音曝露など）

（文献3より改変）

2 臨床実地における検査法

　他覚的耳鳴は「他覚的」という言葉の通り，患者から離れていても音が聞こえることが特徴である。「患者の耳から音が聞こえる」という訴えで受診することが多い。臨床実地における検査法は，①検者の聴覚や聴診器などによる聴診，②口蓋の痙攣が耳鳴と一致しているなどの視診，③心電図や筋電図の波形が耳鳴音と一致しているなどの生理学的検査，④画像診断による血管走行や中耳腫瘍などの検出，が挙げられる。

　このうち①の聴診は最も基本的な検査法であり，その音色などの臨床像について永浜[4]がまとめたものを**表2**に示す。

　その音色が時計様（カチカチ），捻髪音のようなクリック音であれば筋性のことが多く，低音で拍動性（ザーッ，シューッ，サーッなど）であれば血管性が疑われる。留意すべきは，非常に稀だがいわゆる一般的な自覚的耳鳴のような持続性（キーン，ピー），の他覚的耳鳴はその起源が内耳とされており乳幼児から若年者に多い。

　また，開口時に他覚的耳鳴がよく聴取されるのは耳管筋性耳鳴である。開口させると軟口蓋付近に間代性痙攣がみられることがあり，これが耳鳴音と同調していることから診断がつく。これらの筋性他覚的耳鳴が疑われる際には，確定診断のため耳鼻咽喉科へ紹介する。

　血管性耳鳴をきたす疾患はグロームス腫瘍や血管腫，動静脈走行奇形などであるが，永浜[4]によるとこれらの音は必ずしも他覚的に聴取されるわけではなく，自覚的耳鳴として自覚されているものも多く含まれているということから問診に留意が必要である。臨床実地においてこれらの血管性疾患が疑われる際には頸部，側頭骨CTなどの画像診断が有用である。

表2 他覚的耳鳴の臨床像

音源		患側	随意	不随意	断続性	持続性	音色		大きさ
耳小骨筋	鼓膜張筋	両	○		○		ブルン	低音	小
	アブミ筋	片	○		○		ブーン		
耳管筋		両	1<2		<		パチ	高音・間代	大
		片					カチ		
血管		片		○		○	ザー	低音・拍動	大
							シュー		

（文献4より作成）

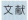文献 1) 日本耳鼻咽喉科学会：耳の症状．[http://www.jibika.or.jp/citizens/daihyouteki2/mimi_condition.html]
2) 村井和夫：耳鼻・頭頸外科．1989；61(11)：977-82．
3) Fritsch MH, et al：Otol Neurotol. 2001；22(5)：644-9．
4) 永浜武彦：耳鼻と臨．1984；30(5)：837-9．

3 耳鼻咽喉科で行う検査

桑島　秀

1 純音聴力検査

　一般に聴力検査という場合には，標準純音聴力検査のことをさし，周囲の騒音を遮蔽する防音室でオージオメータを用いて検査を行う。検査結果はオージオグラムに記載する。オージオグラムは，人が聴くことができる主な周波数の音について，聴くことができる最も弱い音（聴こえの閾値）を探して記録するもので，オージオグラムの横軸は検査する音の種類，高さ（周波数）を，縦軸はそれらの音の強さを表している（図1）。オージオグラムに記録するのは125Hzから8,000Hzまでの7つの周波数の音につい

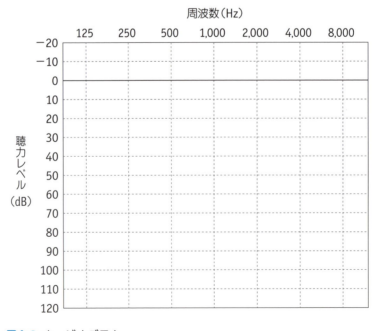

図1 ● オージオグラム

ての聴こえの閾値で，その閾値がオージオグラムで上のほうにあれば弱い音で聴こえることを，下に下がれば下がるほど強い音でなければ聴こえないことを示す。聴力正常者のオージオグラムは0dBの付近に記載され，一般に25dBより上に記載されれば正常と考えられる（図2）。正しいオージオグラムを得るには，少なくとも次の2つの条件が満たされていることが必要である。

①使用するオージオメータが正しく整備され，較正されていること
②検者が検査についての十分な知識と経験とを持っていること

1）気導聴力検査

ヘッドホンを両耳に当て125Hzから8,000Hzまでの7種類の高さの異なる音の聴こえを調べる。左右別々に検査を行い，聴こえる最も小さな音を調べる。検査結果はオージオグラムに記載する。右耳の気導聴力閾値は○印を実線で結び，左耳の気導聴力閾値は×印を点線で結ぶ。

2）骨導聴力検査

気導聴力レベルと骨導聴力レベルとの差［気導骨導差，骨導差（air bone gap：A-B gap）］は，伝音障害の程度を示すことになるので，この2つの測定値は伝音難聴と感音難聴を鑑別するために必要である（図3）。

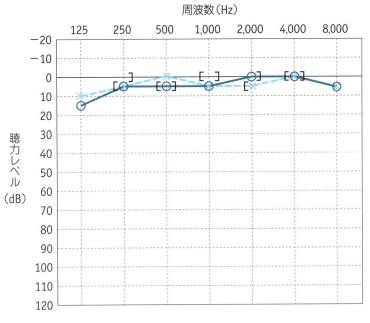

図2 ● 聴力正常者のオージオグラム例

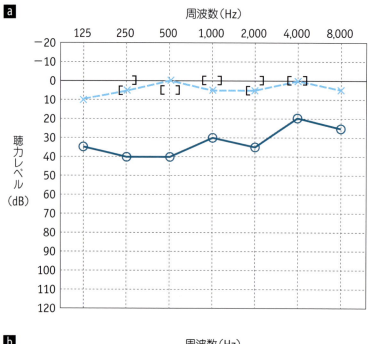

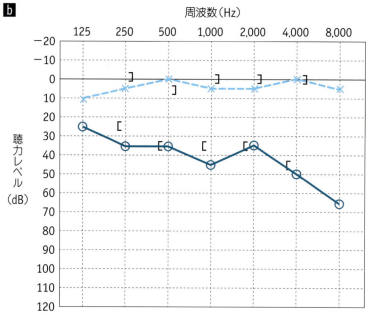

図3 ● 右伝音難聴のオージオグラム例（a）と右感音難聴のオージオグラム例（b）

　骨導受話器はヘッドバンドを用い，振動面が圧抵面に平行になるように耳後部（乳突部）に装着する。気導聴力検査では受話器を外耳道入口部に当てて検査音を聴かせるのに対して，骨導聴力検査の場合は骨導受話器を耳後部に当てて聴力レベルを測定する。したがって，検査音は異なる経路で伝達される。気導音は外耳道から入り，鼓膜・

耳小骨を経由して前庭窓から内耳に到達する。骨導音は骨導受話器から頭蓋骨に伝えられ，外耳や中耳の構造とは無関係に直接内耳に到達し，内耳の感覚細胞を刺激して音を感受する。したがって，感音機構の構造が正常に働いている場合には，仮に伝音難聴があって気導聴力が低下していても骨導聴力は低下しない。これに対して，感音難聴の場合には外耳・中耳に病変がなくとも気導聴力，骨導聴力がともに低下する。

　検査音は250Hzから4,000Hzまでの周波数について検査する。125Hzでは聴覚と振動覚を区別することが困難であり聴覚検査にならない。8,000Hzでは骨導受話器から生じる気導音等のため，真の骨導閾値より低いレベルで応答する可能性がある。また，骨導検査では原則としてマスキングを行う。検耳に大きな音を提示した場合，音は頭蓋内を通って減衰する（両耳間移行減衰）が，両耳間移行減衰量を差し引いて非検耳の内耳に到達した音が，非検耳の内耳の聴力（骨導聴力）より大きいと非検耳の内耳で聴いてしまうことがある（陰影聴取）。その場合，検耳と反対側で聴いていることになる。骨導検査に至っては，両耳間移行減衰量を0dBとすると提示音がそのままの大きさで非検耳の内耳に到達する。そこで，これを防ぐために検耳から提示した音を非検耳の内耳で聴かないようにブロックすることをマスキングという。検査結果はオージオグラムに記載する。右耳の骨導聴力閾値は [印を，左耳の骨導聴力閾値は] 印で記載し線で結ばない。

2 耳鳴検査

　耳鳴音を直接記録して音響学的に，客観的に分析し評価することが可能であればよいが，現在のところ技術的に難しい。このため耳鳴音に一致する（あるいは近似する）音を検査音の中から特定して，その音の物理的性状を耳鳴の性状とする方法がとられてきた。具体的には，耳鳴音で感じる高低感 [ピッチ (pitch)] と大きさ [ラウドネス (loudness)] という自覚的・感覚的な尺度を音の強さ (intensity，dB) と周波数 (frequency，Hz) という数値で表現される物理量に置き換えて耳鳴音を評価する方法がとられてきた。

1) ピッチ・マッチ検査

　検査機器（オージオメータ）から出る様々な検査音の中から耳鳴音に一致する（または近似する）音を選び出す検査である。検査周波数を一定の周波数に固定して行う方法（固定周波数ピッチ・マッチ検査）と周波数を連続的に変化させる方法（連続周波数ピッチ・マッチ検査）の2つがある。

(1) 固定周波数ピッチ・マッチ検査

- 使用機器：オージオメータ
- 比較音：純音，バンドノイズまたはホワイトノイズ
- 比較音を聴かせる耳：耳鳴のある耳
- 比較音の強さ：閾値上10～15dB
- 比較音の長さ：2～3秒
- 検査の手順：ブラケット法
- 結果の記載法：オージオグラムの最上端の周波数軸に右耳鳴に場合は○印，左耳鳴の場合は×印をもって記入する。バンドノイズのときはアンダーラインをつける。必ずしも1つの周波数とは限らないので，その際は2つ以上に周波数に印をつける。ホワイトノイズのときはWNと記載する。

(2) 連続周波数ピッチ・マッチ検査

- 使用機器：自記オージオメータ
- 比較音：100Hzから8,000Hzまでの純音
- 比較音を聴かせる耳：耳鳴のある耳
- 比較音の強さ：閾値上10～15dB
- 比較音の長さ：2～3秒
- 結果の記載法：オージオグラムの最上端の周波数軸に右耳鳴の場合は○印，左耳鳴の場合は×印をもって記入する。

2）ラウドネス・バランス検査

ピッチ・マッチ検査で耳鳴のピッチが得られた後に，そのピッチの純音（または雑音）を用いて耳鳴の大きさを調べる方法。

- 使用機器：オージオメータ
- 比較音：ピッチ・マッチ検査で得られた周波数音
- 比較音を聴かせる耳：耳鳴のある耳
- 比較音の長さ：2～3秒の持続音
- 検査の手順：耳鳴周波数で，その聴力閾値レベルから5dBステップで上昇，下降を繰り返し，耳鳴音の大きさと検査音の大きさとが等しくなる強さを求める。
- 結果の記載法：オージオグラム上の該当する強さの箇所に右耳は○印，左耳は×印でマークをし，その傍らにTという文字を記載する。

3) 遮蔽検査

ピッチ・マッチ検査で得られた耳鳴周波数のバンドノイズを用いて耳鳴を遮蔽し、最小の耳鳴遮蔽レベルを調べる方法。

- 使用機器：オージオメータ
- 遮蔽音：ピッチ・マッチ検査で得られた耳鳴周波数のバンドノイズ
- 遮蔽音を聴かせる耳：耳鳴のある耳

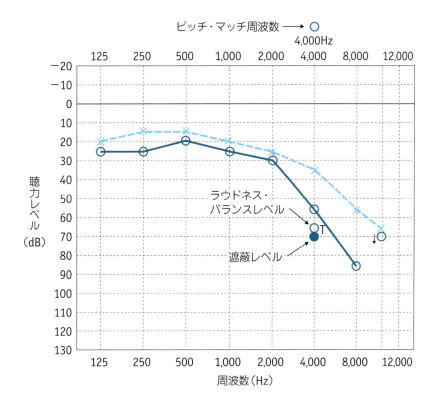

ピッチ・マッチ，ラウドネス・バランス検査

検耳	ピッチ・マッチ周波数	ピッチ・マッチ音源	ラウドネスバランスレベル	ピッチ・マッチ音源閾値	耳鳴のラウドネス
右	4,000Hz	純音	65dB	55dB	10dB

遮蔽検査

検耳	遮蔽周波数	遮蔽音源	遮蔽レベル	遮蔽音源閾値
右	4,000Hz	バンドノイズ3	70dB	

図4 耳鳴検査の記載例

- 遮蔽音の長さ：2～3秒の持続音
- 検査の手順：ピッチ・マッチ検査で得られた耳鳴周波数のバンドノイズを5dBステップで上昇させて耳鳴が聴こえなくなる遮蔽音の最小レベルを求める。
- 結果の記載法：オージオグラム上の該当する遮蔽レベルの箇所に右耳の場合は●印，左耳の場合は■印で記載する（図4）。

参考文献
- 立木 孝, 他：よくわかるオージオグラム. 金原出版, 2003.
- 日本聴覚医学会, 編：聴覚検査の実際. 第4版. 南山堂, 2017.

4 こんな時にはどうする?

1 突然聞こえなくなった

桑島　秀

　難聴をきたす原因は多岐にわたるが，突然聞こえが悪くなる場合は，急性の感音難聴であることが多い。急性感音難聴もその原因疾患は中耳や内耳のみならず，頭蓋内病変や免疫疾患に伴う場合など様々である。急性感音難聴と診断した場合のフローチャートが図1のように示されており[1]，その中で比較的頻度の高い疾患について下記に示す。

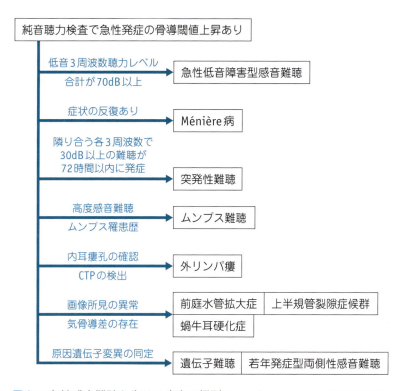

図1　急性感音難聴を生じる疾患の鑑別チャート　　　（文献1より引用）

1 突発性難聴

　突発性難聴は，①突然発症，②高度感音難聴，③原因不明の3つを特徴とする疾患である。診断基準の参考事項として，「純音聴力検査での隣り合う3周波数で各30dB以上の難聴が72時間以内に生じた」場合という定義が示されている（**表1**）。

　突発性難聴は一側性の場合が多いが，稀に両側同時に罹患する例もある。難聴に加え耳鳴を伴う例が多く，また約半数にめまいを伴うとされる。原因に関してはいまだ明らかとなっていないが，ウイルス感染，循環障害など複数の原因が推定されている。わが国では年間35,000人程度が発症しているとされているが，近年は疾患に対する認知が広まってきていることもあり，その数は増加傾向である。

　突発性難聴に対する治療法としては，副腎皮質ステロイド剤，血管拡張薬，代謝改善薬，ビタミン製剤，高気圧酸素療法など，内耳循環障害の改善やウイルス感染による炎症抑制を期待するような治療が行われている。発症後早期の治療が，予後（治療効果）に影響するとされるが，自然回復の可能性も示唆されており，エビデンスの高い効果的な治療は確立されていない。予後に関しては，1/3が治癒，1/3が部分回復，1/3が不変で難聴が残存する。

表1 ○ 突発性難聴の診断基準

主症状
1. 突然発症 2. 高度感音難聴 3. 原因不明
参考事項 1. 難聴（純音聴力検査での隣り合う3周波数で各30dB以上の難聴が72時間以内に生じた） 　（1）急性低音障害型感音難聴と診断される例を除外する 　（2）他覚的聴力検査またはそれに相当する検査で機能性難聴を除外する 　（3）文字通り即時的な難聴，または朝，目が覚めて気づくような難聴が多いが，数日をかけて悪化する例もある 　（4）難聴の改善・悪化の繰り返しはない 　（5）一側性の場合が多いが，両側性に同時罹患する例もある 2. 耳鳴 　難聴の発生と前後して耳鳴を生ずることがある 3. めまい，および吐気・嘔吐 　難聴の発生と前後してめまい，および吐気・嘔吐を伴うことがあるが，めまい発作を繰り返すことはない 4. 第8脳神経以外に顕著な神経症状を伴うことはない 　診断の基準：主症状の全事項をみたすもの

（厚生省特定疾患突発性難聴研究班，1973年）
（厚生労働省難治性聴覚障害に関する研究班，2015年改訂）

2 急性低音障害型感音難聴

　従来より，突発性難聴と診断される症例の中に低音部の感音難聴を主な症状とする疾患が報告されており，突発性難聴とは異なる病態の疾患として提唱がなされた。急性低音障害型感音難聴は**表2**の診断基準が作成され，独立した疾患として定義された疾患である。女性に多く，約1割の症例で両側性に発症し，障害が低音部に限局するため，難聴には気づかずに耳閉感を訴えることが多いといった特徴がある。罹患率は人口10万人対40〜65人とされ，比較的高頻度な疾患である。

　病態としてはMénière病と同様に内リンパ水腫の関与が疑われているが，明らかな原因は不明である。ただし，発症前状況として，精神疲労や睡眠不足，肉体疲労，感冒様症状，気圧変化などが認められており，これらが誘因として発症に関与している可能性がある。

　治療法は，副腎皮質ステロイド剤やイソソルビド，血管拡張薬，循環改善薬などが用いられているが，突発性難聴と同様に自然回復の可能性も示唆されており，エビデンスの高い効果的な治療は確立されていない。予後は一般に良好であるとされ，約8割の症例では治癒または著明な改善が得られている。しかし，再発を繰り返す例や長期的にみると難聴悪化をきたす例もあり，中にはMénière病へ移行する例がある。

表2 急性低音障害型感音難聴の診断基準

主症状 　1. 急性あるいは突発性に耳症状（耳閉塞感，耳鳴，難聴など）が発症 　2. 低音障害型感音難聴 　3. めまいを伴わない 　4. 原因不明
参考事項 　1. 難聴（純音聴力検査による聴力レベル） 　　① 低音域3周波数（0.125kHz，0.25kHz，0.5kHz）の聴力レベルの合計が70dB 　　　以上 　　② 高音域3周波数（2kHz，4kHz，8kHz）の聴力レベルの合計が60dB以下 　2. 蝸牛症状が反復する例がある 　3. Ménière病に移行する例がある 　4. 軽いめまい感を訴える例がある 　5. 時に両側性がある 確実例：主症状のすべて，および難聴基準①，②をみたすもの 準確実例：主症状のすべて，および難聴基準①をみたし，かつ高音域3周波数の聴力レベルが健側と同程度のもの

（厚生労働省難治性聴覚障害に関する研究班，2017年改訂）

3 細菌性内耳炎・ウイルス性内耳炎

　細菌やウイルス感染により内耳に炎症を生じると難聴，めまいを呈する。感染経路として中耳，脳脊髄液，血行性，顔面神経逆行性があるが，細菌性の内耳炎では，中耳炎の波及によって引き起こされることが最も多い。また，細菌性髄膜炎によっても難聴をきたすことがあることが知られており，特に肺炎球菌による髄膜炎にみられることがある。

　ウイルス感染による内耳炎の代表としてはムンプス難聴がある。流行性耳下腺炎の合併症の1つとして知られており，一般的な臨床像として，一側性が多い。高度感音難聴から聾となる。治療に反応せず，聴力は改善しないといったことが挙げられる。このため予防が重要と考えられており，唯一の予防手段はワクチン接種である。しかし，現在のところムンプスワクチンは任意接種とされ，接種率も低いことが問題視されている。

文献
1) 曾根三千彦：日耳鼻会報．2018；121(3)：242-4．

参考文献
▶ 日本聴覚医学会，編：聴覚検査の実際．第4版．南山堂，2017．

Topics 突発性難聴の新しい治療

平海晴一

内耳の障害から生じた感音難聴の大部分では有効な治療法がない。その中で回復する可能性があるのは、「朝起きると片耳が聞こえない」などといった形で難聴が急に発症する突発性難聴である。早期のステロイド治療が標準治療であるが、残念ながら完全治癒に至るのは半数に満たない。

近年の再生医療の発達で、ステロイド治療で回復しなかった突発性難聴を対象にした様々な治療方法の開発が進んでいる。再生医療とは、病気などで失われた体の機能を新たにつくり直す治療で、幹細胞と成長因子が鍵となる。特に成長因子は幹細胞を成熟させるだけでなく、様々な組織障害を回復する働きがあることがわかってきた。感音難聴に関しても、動物実験では成長因子を投与することで内耳障害が改善することが報告されている。しかしながら、内耳には血液内耳関門と呼ばれる構造が存在するため、ヒトにおいて副作用をきたさない量で全身投与しても内耳では有効な濃度を得ることができない。内耳に成長因子を効率よく導入する方法として、正円窓が注目されている。内耳は全体が骨で包まれているが、卵円窓と正円窓と呼ばれる骨のない部分がある。卵円窓にはアブミ骨がつながっているが、正円窓では内耳と中耳の境界は膜になっている（正円窓膜）。この正円窓膜を介することで、効率よく内耳に物質を送る試みが研究されている。ステロイドの鼓室内投与もこの正円窓膜を利用した方法のひとつであるが、正円窓膜では浸透圧により内耳に薬物が輸送されるため、内耳での薬物濃度を上げるためには薬物が正円窓膜に長時間接していることが重要となる。注入する薬物の濃度を上げたとしても、単純に鼓室内に液体を注入するだけでは数回嚥下しただけで耳管から排泄されてしまい、内耳に有効な濃度で薬物を伝達することはできない。

京都大学ではゼラチンハイドロジェルという物質を使って、インスリン様成長因子（insulin-like growth factor：IGF）を内耳に入れる方法を開発した[1]。このゼラチンハイドロジェルにIGFなどの親水性物質を含浸させると、IGFはゼラチンハイドロジェルの微細構造のなかに取り込まれる（マイクロパーティクル）。ゼラチンハイドロジェルは体内で数日かけて溶解するが、それに従ってマイクロパーティクルに取り込

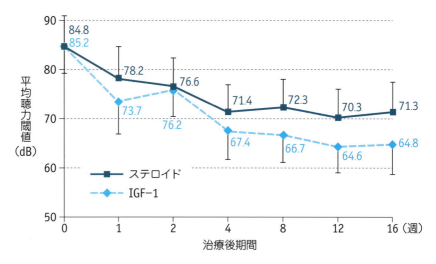

図1 IGFとゼラチンハイドロジェルを用いた難治性突発性難聴に対する治療成績

(文献1より改変)

まれたIGFも少しずつ放出されていく．鼓膜を数mm切開し，正円窓膜の上にゼラチンハイドロジェルを置くことで，IGFを内耳に長期間投与することが可能となる．ステロイドの全身投与で聴力が改善しなかった突発性難聴患者に対して多施設でランダム化比較試験を行ったところ，この治療はステロイドの鼓室内投与を上回る効果が報告された（図1）．今後さらに有効性や安全性の確認が必要ではあるが，近い将来の実用化が期待される．

内耳の障害が進行して有毛細胞が完全になくなってしまった状態では，成長因子だけでは回復は期待できず，幹細胞を用いることが必要となる．いままで哺乳類の内耳には幹細胞がないとされていたが，近年内耳にある有毛細胞以外の細胞（支持細胞）が有毛細胞の組織幹細胞である可能性が示唆されている．ヒトの発生過程において，内耳で有毛細胞ができるためには*Atoh1*と呼ばれる遺伝子が発現する．*Atoh1*遺伝子は内耳が完成すると働きを止めるが，この*Atoh1*を強制発現させることで，支持細胞から有毛細胞が再生することが実験で確認されている[2)3)]．実際にこの再生した有毛細胞が，聴神経とシナプスをつくって聴力改善に役立つかは不明であるが，現在米国では難聴者の内耳に*Atoh1*遺伝子を強制発現させる方法の安全性を確かめる臨床研究が始まっている．

文献
1) Nakagawa T, et al：BMC Med. 2014；12：219.
2) Izumikawa M, et al：Nat Med. 2005；11(3)：271-6.
3) Oshima K, et al：Cell. 2010；141(4)：704-16.

4 こんな時にはどうする?

2 感冒後に耳が詰まる, 聞こえにくい

小林有美子, 桑島 秀

1 症 例

1) 症例1 (58歳女性)

(1) 既往歴

アレルギー性鼻炎 (スギ, ハウスダスト)。

(2) 現病歴

1カ月前に感冒罹患, 全身症状は数日で軽減したが, 右耳の「こもる感じ」「難聴」を自覚。様子を見ていたが1週間経過しても改善しないためかかりつけ医を受診した。めまいなし。

(3) 現症

意識清明, 体温36.3℃。呼吸音清明。感冒後から1週間膿性鼻汁が続いている。後鼻漏による咳。胸部X線異常なし。鼻汁と痰に対し抗菌薬, 消炎薬投与を行ったところこれらは軽減したが, 難聴, 耳閉感は不変なため耳鼻咽喉科紹介となった。

(4) 耳鼻咽喉科所見

右鼓膜に滲出液の貯留を認めた。聴力検査では右に伝音難聴を認め, ティンパノメトリーは右B型, 左A型であった。

(5) 診断

右滲出性中耳炎。

(6) 治療

局所麻酔の上, 右鼓膜切開を行ったところ滲出液が吸引され, 自覚症状が軽減した。1週間後の再診時には鼓膜の切開創は閉鎖し, 聴力は改善した。

2) 症例2（3歳7カ月男児）

(1) 既往歴

生後5カ月から保育園入所。以後急性中耳炎を反復し2回鼓膜切開を受けている。

(2) 現病歴

1カ月前に発熱、右耳漏で急性中耳炎の診断。加療を受け解熱したが、2週間後に鼻汁と微熱があり再度耳鼻咽喉科を受診したところ、「中耳炎」の診断で投薬を受けている。0歳で保育園入所後から同様の症状を繰り返していた。3歳時健診で「聞き返しが多い」「言葉が遅れている」との指摘を受け、精密検査を勧められ耳鼻科受診となった。普段から口呼吸が多く、いびきが気になっている。

(3) 現症

体温36.5℃。呼吸音清明。アデノイド顔貌。

(4) 耳鼻咽喉科所見

両側鼓膜は黄褐色を呈し、ティンパノメトリーは両側B型であった。遊戯聴力検査（音提示に対し挙手やおはじきをコップに入れるなどの反応で聴性反応をとる方法）で両側伝音難聴を認めた。上咽頭高圧側面X線でアデノイド増殖症を認めた。

(5) 治療

全身麻酔下に両側鼓膜切開術、鼓膜チューブ挿入術、アデノイド切除術を施行した。術後鼓膜の滲出液は消失し、聴力は著明に改善した。術後いびきは消失し、言語の発達は良好である。

---

2 滲出性中耳炎とは

我々の中耳は耳管という管を介して上咽頭と交通している（図1）。誰でも高所やトンネル通過などの際に耳閉感を感じた経験があると思われる。これは中耳と外界の圧に差が生じたためであり、耳管は通常閉じているが嚥下や開口によって開放されるのでここで外界との圧差が解消される。しかし、鼻咽頭に炎症が生じていたり、耳管咽頭口に後鼻漏やアデノイドがあるためにその機能に制限が生じると、中耳に生じた陰圧が解消できなくなる。そのため中耳の炎症や急性中耳炎後の貯留液が遷延化し滲出性中耳炎となる（図2）。中耳伝音系は、通常含気している中で鼓膜を経由した振動が伝達され「聞こえて」いるため、これが阻害されると「難聴」や「耳閉感」として自覚される。自身の声が大きく反響して聞こえる「自声強調」も特徴的な所見である。

症例1、2ともに滲出性中耳炎の好発年齢である。耳管機能は9歳頃に成人レベル

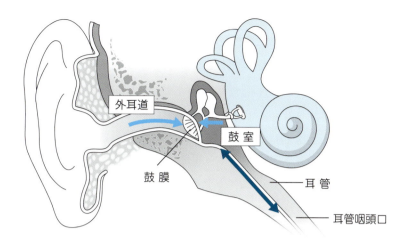

図1 ◯ 耳管と鼻咽頭

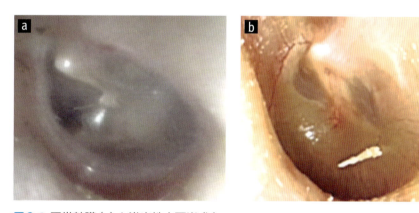

図2 ◯ 正常鼓膜（a）と滲出性中耳炎（b）

に達し，50代以降低下する[1]。耳管開口部がある上咽頭周囲の炎症やアデノイド，後鼻漏などによる二次的な耳管狭窄が誘因となり，滲出性中耳炎が形成される。

　耳鼻咽喉科で鼓膜の視診，聴力検査で滲出性中耳炎による伝音難聴と診断され，鼓膜切開術や鼓膜チューブ留置術などの外科的処置がなされれば，症例1，2に示したように聴力は改善する。

　鑑別診断として重要な疾患は突発性難聴である。特に成人では同じような経過をたどり，感冒後の中耳炎とみなされ放置され，結果急性感音難聴であった症例も散見されるので注意が必要である。軽度のめまいを伴ったり，感冒罹患が明らかでなかったりすることで，問診レベルで鑑別可能な場合も多いが，オージオメータのない診療所では音叉によるWeber法が有用である。一側の難聴（耳閉感）を訴え鼓膜所見をとる

ことが容易でない場合に行うと，滲出性中耳炎や耳垢栓塞に代表される伝音難聴ではWeber法は患側に陽性（患側に音が偏倚して聞こえる）となるが，急性感音難聴のような感音難聴では健側陽性となる。偏倚が確認されればその結果を記載の上，耳鼻咽喉科へ紹介する。

急性中耳炎との鑑別は発熱や疼痛などの急性炎症症状の有無がポイントとなる。急性中耳炎後1カ月程度は中耳粘膜が十分に消炎されていないため，ここに新たに上気道炎が加わることでも容易に再燃，遷延化する。小児における急性中耳炎，滲出性中耳炎については既にガイドラインが作成されているので[2][3]それを参照されたい。

文献
1) 小川　明, 他：耳鼻臨床. 1987；80(10)：1529-33.
2) 日本耳科学会／日本小児耳鼻咽喉科学会, 編：小児滲出性中耳炎診療ガイドライン 2015年版. 金原出版, 2015, p13-70.
3) 日本耳科学会, 日本小児耳鼻咽喉科学会, 日本耳鼻咽喉科感染症・エアロゾル学会, 編：小児急性中耳炎診療ガイドライン 2013年版. [http://www.jsiao.umin.jp/pdf/caom-guide.pdf]

4 こんな時にはどうする?

3 飛行機で耳抜きができない

小林有美子, 桑島　秀

1 航空性中耳炎とは

　誰しも飛行機に搭乗中, 機内気圧の変化によって主に降下時に「耳が詰まる」経験があると思われるが, この「上昇した飛行機の降下などによって生ずる地上の気圧に対しての中耳腔内気圧の陰圧状態によって生ずる生理的, ないしは気圧性の中耳腔外傷」を航空性中耳炎という[1]。多くは耳閉感, 耳痛, 難聴を訴え, 重症例では鼓膜穿孔や内耳と介している卵円孔の穿孔をきたし感音難聴やめまいを起こすこともある[2]。

2 航空性中耳炎の頻度と成因

　飛行機の乗客数は年間を通じて非常に多いが, 乗客において中耳腔外傷に至る例はそれほど多くない。1960～1970年代の報告であるが, Wolf[3]によると2,015人の航空性中耳炎患者のほとんどが女性の客室乗務員で, わが国の報告でも3年間で, 日本航空を利用した乗客約6,400万人のうち航空性中耳炎は4名であったのに対し, 航空機乗務員では3年間で400名超と, 一般乗客に比して圧倒的に多かった[1]。この要因として岡田[1], Mirzaら[2]は, 罹患者の乗務スケジュールと慣れ(業務初期の者に多い), そして上気道炎・アデノイド・アレルギー性鼻炎の存在を挙げている。

　中耳腔と鼻腔内の交通路となっている耳管は3.5～15mmHg差で開くとされているが, 飛行機上昇時中耳腔は相対的陽圧となっており, 1分間に1回程度の嚥下による空気の耳管交通によって中耳腔内の圧着分は容易に排出されるのに対し, 機の降下時は徐々に加圧されていく[1]。正常耳管機能の人においては, 上昇時と同様の耳管交通によって軽度の耳閉感が嚥下によって消失することを繰り返して地上に達する。しかし, 上気道炎症やアデノイド・アレルギー性鼻炎のある者は, この換気, 与圧に障

害をきたし，中耳腔内の陰圧状態は刻々と増強され，炎症や圧外傷に及ぶ[1]。

3 予防法と対処法

　頻回に航空機を利用することのない一般乗客における予防・対処法を**表1**に示す。予防法は搭乗前の上気道炎症やアレルギー性鼻炎の対処である。炎症がある際にやむをえず搭乗しなければならない場合には抗ヒスタミン薬の内服，点鼻薬使用，Valsalva法に慣れること[1]である。また，搭乗後，特に下降時は睡眠を控え，アメやガムを食べて意識的に嚥下運動をすることやあくびを行うことも勧められる[4]。

表1 ○ 航空性中耳炎の予防法と対処

予防法	上気道炎，アレルギー性鼻炎に対する治療
対処法	搭乗前の抗ヒスタミン薬，抗炎症薬内服，点鼻薬使用，Valsalva法，（下降時）睡眠を避ける，嚥下（アメ，ガム）やあくびの励行

　空軍パイロット335名を対象とした，減圧室での訓練直後の圧外傷性中耳炎（航空性中耳炎）は7名，全体の2.4％とそれほど頻度は高くない[5]。しかし，減圧後数時間を経てから耳痛を訴える例がしばしばあり（delayed barotraumaと呼ばれている），この耳痛に対してオトヴェントによる予防効果が報告されている[6]。オトヴェント（**図1**）とは，鼻で風船を膨らませることで耳管を開き，中耳内圧と外気圧とを等しくする自己耳管通気器具で，小児滲出性中耳炎320例を対象としたランダム化比較試験の結果が報告され，治療効果が確認されている[7]。オトヴェントを取り扱っている病院，診療所は多数あり，医療機関を受診せず通信販売で個人購入することもできる。オトヴェントは主として滲出性中耳炎の治療に用いられるが，最近では，ダイビングの耳抜き不良や飛行機搭乗中の耳痛（航空性中耳炎）の予防，高気圧酸素療法中の耳痛予防などにも用いられている。

　上述のように，上気道炎症などを合併し中耳腔陰圧が増強してしまった状況下では，いわゆる「耳抜き」と言われるValsalva法（**図2**）が適切に行えず，鼓膜穿孔に至る例もある[1]。目的地到着後においても耳症状改善に至らず，航空性中耳炎と診断された場合の治療法は，鼓膜切開，抗炎症薬の投与である。感音難聴をきたした場合は急性感音難聴に準じた治療となる。

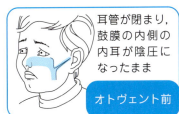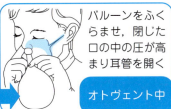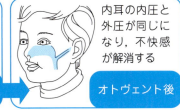

図1 ○ オトヴェント　（株式会社名優：オトヴェント．[http://www.meilleur.co.jp/otovent/pdf/otovent_catalog.pdf]）

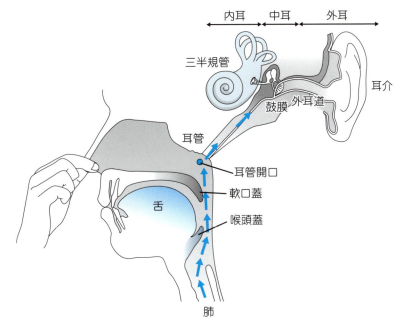

図2 ○ Valsalva法

文献
1) 岡田　諄：耳鼻展望．1976；19(6)；657-63．
2) Mirza S, et al：J Laryngol Otol．2005；119(5)：366-70．
3) Wolf CR：Calif Med．1972；117(5)：10-2．
4) 植田広海：JOHNS．2010；26(9)：1342-3．
5) Landolfi A, et al：Aviat Space Environ Med．2009；80(12)：1059-62．
6) Landolfi A, et al：Aviat Space Environ Med．2010；81(2)：130-2．
7) Williamson I, et al：CMAJ．2015；187(13)：961-9．

4 こんな時にはどうする?

4 老健施設に入所中の親族が呼んでも返事をしなくなった

小林有美子, 桑島　秀

1 はじめに

　高齢者の難聴はただ「聞こえない」という機能の障害にとどまらず, 生命予後やうつの併発とも関連しており健康面で大きな影響を及ぼす因子である[1]。2007年に超高齢社会となったわが国にとって, 難聴を機に認知機能など日常機能の低下をきたす可能性があるということは, 多くの人が認識すべきことと言える。

　多くの老人性難聴は加齢とともに徐々に進行し, これを予防ないし治癒させることはできないが, 急性に難聴が出現した場合は治療で治癒・改善する場合がある。逆に言えばこれを放置することで, 本来回復するはずのその高齢者の生命予後や日常生活動作(activities of daily living：ADL)に支障をきたすおそれもある。本項では「施設入所中の高齢者に急に発症した難聴」を例に, 高齢者における急性難聴について述べる。

2 高齢者に急性発症する難聴とは

　前述したように高齢者の難聴はその生命予後やADLに大きな影響を及ぼすが, 必ずしも専門施設における聴力検査がその検出に必須ではなく, 自覚症状や周囲の指摘が発見の契機になることもある。

　高齢者において急性に発症しうる難聴を**表1**に挙げた。耳は両側にあるため, 急に一切のやりとりに支障をきたすような難聴となるためには「両耳が聞こえなくなる」という状況が想定される。「認知不可能になる」状態も想定されるが, ここでは意識障害はないという前提で項を進める。また, **表1**では急に難聴が両側性に生じうる疾患と, 通常片側性に生じる疾患とを分けて示した。ただし, 高齢者は既に両耳に老人性難聴が生じている可能性があり, これに急に片側難聴が発症しても「急に(両耳)聞こ

えなくなった」という訴えで相談を受けることがあるので注意が必要である。

表1 ○ 高齢者に急性発症する難聴

	両側に生じうる疾患	通常片側に生じる疾患
伝音難聴	耳垢, 滲出性中耳炎	
感音難聴	薬剤性難聴	突発性難聴
中枢性	脳血管性, 認知症	脳血管性の一部

1) 伝音難聴

(1) 耳　垢

　通常耳垢は外耳道入口部の皮脂腺や汗腺が多く存在する部位にしか生じないため, 押し込まない限り難聴を生じることはない。しかし数年～数10年間放置されていたり, 盲目的に奥まで耳垢除去を試みるあまり押し込んだ結果, 外耳道を充満する耳垢となることはめずらしくない。音は外耳道を経由して鼓膜, 中耳伝音系に到達するため, 少々の隙間がありある程度聞こえる状態で長くとどまっていたところに, たまたま指などで押し込んでついに完全に閉塞し「急に聞こえが悪くなったようだ」と受診するケースである。外耳道は彎曲しており, 通常の照明程度ではその詳細はわからないことが多いため, それ以上触らずに耳鼻咽喉科を受診させる。耳垢栓塞による難聴は耳垢を除去することで直ちに改善する。外耳道炎や外耳道真珠腫を併発し耳漏を伴うこともあるが, このようなケースでは抗菌薬の点耳液が処方され数回の通院が必要となることもある。

(2) 滲出性中耳炎

　中耳は健康な状態では含気されており貯留液はなく, 鼓膜の振動が中耳耳小骨連鎖を経由し内耳へ伝わることで「聞こえる」。中耳は耳管を介して上咽頭と交通しており, これは通常閉じているが嚥下や開口時に開放される。耳管の機能は通常7～8歳頃に成人レベルに達するため, これが未熟な乳幼児では鼻咽腔の炎症が容易に中耳へ波及し, 換気不全に陥ると遷延化する。中耳腔にこのように炎症が遷延化し滲出液が貯留する状態が「滲出性中耳炎」である。

　一方, 耳管機能は加齢により低下することが知られている。小川ら[2]は50代から加齢による耳管機能低下が生じることを示し, 最も耳管機能が良好な年齢は9～50歳であろうと推定した。耳管機能低下に加えて, 感冒や長期臥床が重なると発症リスクとなりうる。鼓膜切開や鼓膜チューブ留置などの外科処置により, 滲出液の排液と換気が確保されれば聞こえは改善する。

2）感音難聴，その他

(1) 薬剤性難聴

　アミノ配糖体系抗菌薬や白金製剤は聴覚障害を起こすことが知られている。用量依存性のことが多く，事前に難聴が生じうることを説明され聴覚検診を受けている場合が多い。アミノ配糖体系抗菌薬による，薬剤性難聴には遺伝的素因による過敏性が知られており，このようなケースでは少量1回の投薬でも不可逆的な高度難聴となる場合がある。耳毒性薬剤については他項［4章2（p114）］に詳しいので参照されたい。

(2) 脳血管性の難聴

　片側に急性難聴をきたす中枢性疾患の代表は延髄外側症候群（Wallenberg症候群）で，めまいや下位脳神経障害を合併することが知られている。年齢や随伴症状で疑い，画像診断を早急に行う。

　その他，脳梗塞や変性疾患，認知症に伴う中枢性疾患では「音は聞こえているが語音が認識できない」症状が特徴的である。失語の中にはこのような状態が含まれていることもある。脳血管障害やその他の中枢性疾患が疑われる場合，脳神経外科や神経内科へのコンサルトを行い，急性期以後に言語聴覚療法によるリハビリテーションを開始する。

文献
1) 増田正次：日老医誌. 2014；51(1)：1-10.
2) 小川　明, 他：耳鼻臨床. 1987；80(10)1529-33.

4 こんな時にはどうする?

5 難聴，耳鳴に回転性めまいを訴える場合は?

桑島 秀

耳鳴を伴う難聴を訴える場合は，感音難聴であることが多い。感音難聴は内耳，聴神経，聴覚中枢のいずれの障害でも起こり，様々な原因疾患からなる。また，回転性めまいは内耳，聴神経，脳幹や小脳の障害で生じるとされる。障害部位が一致することから難聴，耳鳴に回転性めまいを伴うことがある。以下に代表的な疾患を挙げる。

1 Ménière病

発作性のめまいと一過性の難聴，耳鳴を伴う内耳疾患である。発作時のめまいは回転性めまいである場合が多く，耳鳴・難聴が反復消長することが特徴である（表1）。また，めまい発作時には難聴が増悪し，めまい発作解消とともに聴力が改善することが多い。難聴は初期には低音障害型感音難聴の場合が多いが，発作を繰り返しながら進行する。めまい発作期には，激しい自発眼振を認めるが，間欠期には眼振は認めない。Ménière病患者の側頭骨病理標本およびMRI検査から，その病態は内リンパ水腫と考えられている。一側罹患の場合が多いが，約30％の症例は両側罹患である。

治療は，突発性難聴に対する治療と同様に副腎皮質ステロイド剤，血管拡張薬，代謝改善薬，ビタミン製剤や抗めまい薬，内リンパ水腫を想定してのイソソルビドなどの投与が行われる。このような治療でもめまい発作を繰り返す症例に対しては，めまい制御を目的として内リンパ嚢開放術やゲンタマイシン硫酸塩鼓室内注入など外科的な治療が行われることもある。

Ménière病の臨床症状は，難聴，耳鳴，めまいであるが，急性感音難聴をきたす突発性難聴でもめまいを伴うことがあるため，Ménière病の初回発作のときは突発性難聴との鑑別が困難なことがある。一般的にMénière病は症状を反復することが特徴であるのに対し，突発性難聴は再発をきたすことが圧倒的に少ない。このため，臨床経過を追うことにより両者の鑑別は容易となる。

表1 ○ Ménière病診断基準

A. 症状
1. めまい発作を反復する。めまいは誘因なく発症し，持続時間は10分程度から数時間程度。
2. めまい発作に伴って難聴，耳鳴，耳閉感などの聴覚症状が変動する。
3. 第Ⅷ脳神経以外の神経症状がない。

B. 検査所見
1. 純音聴力検査において感音難聴を認め，初期にはめまい発作に関連して聴力レベルの変動を認める。
2. 平衡機能検査においてめまい発作に関連して水平性または水平回旋混合性眼振や体平衡障害などの内耳前庭障害の所見を認める。
3. 神経学的検査においてめまいに関連する第Ⅷ脳神経以外の障害を認めない。
4. Ménière病と類似した難聴を伴うめまいを呈する内耳・後迷路性疾患，小脳，脳幹を中心とした中枢性疾患など，原因既知の疾患を除外できる。
5. 聴覚症状のある耳に造影MRIで内リンパ水腫を認める。

診断
Ménière病確定診断例（Certain Meniere's disease）
　A. 症状の3項目を満たし，B. 検査所見の5項目を満たしたもの。
Ménière病確実例（Definite Meniere's disease）
　A. 症状の3項目を満たし，B. 検査所見の1〜4の項目を満たしたもの。
Ménière病疑い例（Probable Meniere's disease）
　A. 症状の3項目を満たしたもの。

診断にあたっての注意事項
　Ménière病の初回発作時には，めまいを伴う突発性難聴と鑑別できない場合が多く，診断基準に示す発作の反復を確認後にメニエール病確実例と診断する。

2 外リンパ瘻

　外リンパ瘻は，外リンパが鼓室内に流出して感音難聴，耳鳴，めまいをきたす疾患である。内因性の圧傷（鼻かみ，くしゃみ，いきみ）や外因性の圧外傷（爆風，ダイビング，トンネルや飛行機の中など），側頭骨折などの外傷，中耳炎の既往または合併などにより，外リンパが漏出することにより生じる疾患であるが，原因（誘因）が不明な特発性外リンパ瘻もみられる。近年は新しい生物学的診断マーカーとして外リンパ特異的蛋白質であるCTP（cochlin-tomoprotein）を用いた検査法が開発されている。聴力検査では様々な聴力像を呈し，進行性，変動性，再発性の経過をとることもある。

　治療は髄液圧上昇を抑える姿勢で安静にし，改善しない場合は手術（内耳窓閉鎖術など）を行うこともある。めまいに対する治療効果は高いが，難聴に対する治療効果は決して高くはない。

3 聴神経腫瘍

聴神経腫瘍は，第Ⅷ脳神経に発生する良性の神経鞘腫で，大部分が内耳道内の前庭神経より発生する。臨床症状では，一側性の難聴と耳鳴，めまいを初発症状とすることが多い。回転性めまいをきたすこともあるが，本疾患は緩徐に発育するため中枢性の代償が間に合うことで浮動感や動揺感を訴える例も多い。難聴も徐々に進行することが多いが，約2割の症例では急性感音難聴を呈するとされる。急性感音難聴をきたした症例のうち，約25％の症例では聴力が改善することがあるが，難聴を繰り返し，繰り返すたびに聴力改善率は低下してくる。突発性難聴やMénière病と類似した症状を呈することがあり，確定診断にはMRI検査が有用である。

4 脳血管障害

脳梗塞などの脳血管障害においては，病変部位に一致した種々の神経脱落症状を呈するが，急性感音難聴やめまいといった突発性難聴類似の症状のみを呈する症例も稀にみられる。多くは，前下小脳動脈領域の梗塞例であり，迷路動脈の血流不全による内耳障害が大きな原因のひとつと考えられている。多くの症例では，顔面神経麻痺や顔面の知覚障害，小脳失調を伴うが，急性感音難聴やめまいが唯一の症状である症例も稀にみられ，注意が必要である。

参考文献
- 日本聴覚医学会，編：聴覚検査の実際．第4版．南山堂，2017．
- 白幡雄一：プライマリケアに活かす臨床耳鼻咽喉科学．中山書店，2018．

4 こんな時にはどうする?

6 流行性耳下腺炎に罹ってから聞こえない

小林有美子, 桑島　秀

1 症　例

【既往歴】

5歳男児。特記なし。発達は良好。新生児聴覚スクリーニング検査は両側パス。

【現病歴】

2週間前に左耳下腺部の腫脹と38℃の発熱で発症, 2日後反対側も軽度腫脹したため小児科を受診。通園している保育園で流行性耳下腺炎が流行しており, これによるものと診断され鎮痛薬を処方された。数日間で耳下腺腫脹と発熱は消失したが, その頃に「グルグルする」と言い, 一度嘔吐し安静で回復した。昨日, 電話を右耳でとったところ「聞こえない」という訴えがあり耳鼻咽喉科を受診した。

【現　症】

鼓膜は正常で耳下腺腫脹を認めない。音叉では右難聴を訴え, Weber検査は左陽性であった。眼振は認めなかった。遊戯聴力検査で右難聴が疑われたため, 入眠下で聴性脳幹反応(auditory brain-stem response: ABR)を実施したところ左は正常であったが右は105dB音圧刺激で無反応であった。ムンプス抗体値検査ではムンプスIgG, IgMともに高値で初感染パターンを呈し, ムンプス難聴と診断された。

2 流行性耳下腺炎

流行性耳下腺炎(ムンプス)は片側あるいは両側の唾液腺の腫脹を特徴とするウイルス感染症である。報告患者の年齢は0歳は少なく, 4歳以下の占める割合が45～47%であり, 年齢とともに増加し, 4歳が最多で3～6歳で約60%を占めている[1]。

唾液を介して感染し, 耳下腺腫脹6日前から9日後の間にウイルスが唾液に排泄さ

れるため，この期間が感染源となる。不顕性感染（感染しているが耳下腺が腫れない）が30〜40％存在する。潜伏期間（感染してから発症するまでの期間）が12〜24日と比較的長く，腫れる前から感染源になってしまっているケースもあるため隔離や休園による感染拡大阻止には限界があり，ワクチン接種が唯一の予防となるが，後述するようにわが国では3種混合ワクチン〔麻疹（measles），流行性耳下腺炎（mumps），風疹（rubella）：MMR〕による副反応（髄膜炎）のため1993年に中止となり以後定期接種は行われず，先進国で唯一，定期接種未実施である[2]。現在の接種率はおよそ30％程度と推測されている。このため先進国で唯一，3〜4年ごとのムンプス流行に合わせ難聴も発症し続けている。

3 ムンプス難聴

耳下腺腫脹以外の合併症の頻度は精巣炎20〜40％，卵巣炎・膵炎5％，無菌性髄膜炎1〜15％程度と報告され，いずれも後遺症を残すことは稀で予後は良好である[1]。一方，難聴は1,000〜30,000人に1人の割合で発症し後述する通りほとんど治らない。ムンプス難聴の診断基準を**表1**[3]に示す。わが国は先進国で唯一ワクチン接種率が低く，いまだに予防可能な難聴が発症し続けているため，2017年耳鼻咽喉科学会では全国調査を行い，実態を報告した[4]。

表1 ○ ムンプス難聴診断基準

1. 確実例
（1）耳下腺・顎下腺腫脹など臨床的に明らかなムンプス症例で，腫脹出現4日前より出現後18日以内に発症した急性高度感音難聴症例（この場合，必ずしも血清学的検査は必要ではない） （2）臨床的にはムンプスが明らかでない症例で，急性高度感音難聴発症直後から2〜3週間後にかけて血清ムンプス抗体値が有意の上昇を示した症例 　注1：（1）においては，初めの腫脹側からの日をいう 　注2：（2）において有意とは，同時に，同一キットを用いて測定して4倍以上になったものをいう 　注3：難聴の程度は必ずしも高度でない症例もある
2. 準確実例
急性高度難聴発症後3カ月以内にムンプスIgM抗体が検出された症例
3. 参考例
臨床的にムンプスによる難聴と考えられた症例 　注1：家族・友人にムンプス罹患があった症例など 　注2：確実例（1）における日数と差があった症例

（文献3より引用）

4 日本耳鼻咽喉科学会ムンプス難聴全国調査

　2015〜2016年に発症したムンプス難聴全国調査（全国の5,565施設に対し調査を実施，回収率は64％）では1年間で348人ムンプス難聴が発症していたことが判明した[4]。このうち聴力などの詳細がわかった336人の結果は以下の通りであった。
- 発症年齢：幼児期，ついで育児世代にピーク（図1）。
- 一側性難聴287人，両側性難聴16人であった。
- 両側難聴はうち13例が両側高度難聴となり，8例に人工内耳手術が行われた。

もともと片方聞こえない人がムンプス難聴になり，両側聞こえなくなってしまった例も存在した。

5 治　療

　厚生労働省「難治性聴覚障害に関する調査研究班」[5]によると，2013年改訂の診断基準の確実例は67例，年齢中央値9.5歳であった。一側性難聴63例（94％），両側難聴4例（6％），このうち22.4％が耳下腺腫脹のない「不顕性感染」で，ワクチンは95％が未接種であった。難聴の程度は95％が重度難聴で，治療を行っても96.6％が治癒しなかった。両側難聴の症例は全例人工内耳手術を実施された。

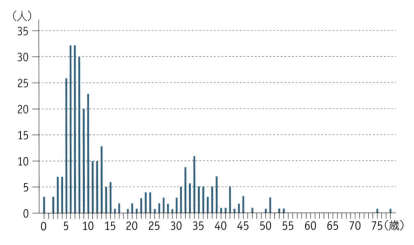

図1 ● 2015〜2016年にかけて発症したムンプス難聴の年齢分布

（文献4より転載）

6 ムンプスワクチン

　1977年に米国でムンプスワクチン定期接種が開始されて以降のわが国での経過を**表2**に示す。現在の国産株における副作用(髄膜炎)の発生率は0.1％以下と近年減少傾向で，髄膜炎で後遺症が残ることは稀である[1]。これに対しムンプス難聴は髄膜炎と違い，生涯治癒せず[4,5]，最近の調査では年間300人超発生し続けていることが判明した[4]。ワクチンの副反応は避けられないことであるが，このような難聴事例を通した啓発活動がきっかけとなり，それぞれの人が接種について考えるべきである。

表2  わが国のムンプスワクチン任意接種の経緯

1977	米国ムンプスワクチン定期接種開始
1989	日本MMR定期接種開始
	MMR薬害事件(183万人接種中1,754人無菌性髄膜炎，5人死亡)
1993	日本MMR中止，任意接種となる

文献
1) 国立感染症研究所ホームページ. [https://www.niid.go.jp/niid/ja/]
2) 森内浩幸:Otol Jpn. 2015;25(4):336.
3) 厚生省:厚生省特定疾患急性高度難聴調査研究班研究業績報告書昭和62年度. 厚生省特定疾患急性高度難聴調査研究班, 1988.
4) 日本耳鼻咽喉科学会:2015-2016年にかけて発症したムンプス難聴の大規模全国調査. [http://www.jibika.or.jp/members/jynews/info_mumps.pdf]
5) 森田真也, 他:Audiol Jpn. 2017;60(5):361.

5 難聴の遺伝子診断

1 保険診療で行われている難聴の遺伝子診断

小林有美子

　先天性難聴とはその原因が生下前にある難聴で，現在わが国において保険診療で行われている難聴の遺伝子診断の対象となるのは，この先天性難聴と後述する難病診断目的となっている（2018年1月現在）。先天性難聴に対する疾患は後天性難聴で，ムンプス難聴や騒音性難聴，薬剤性難聴などであり，これらは現在遺伝子診断の対象外である。

1 先天性難聴の分類

　先天性難聴はその発症時期や原因，遺伝性難聴の場合は症候群の合併の有無などで分類される。関係性を図1に示す。

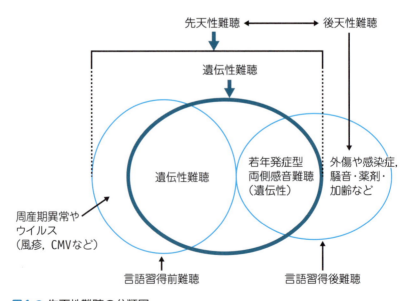

図1 ● 先天性難聴の分類図

1) 発症時期による分類

多くの先天性疾患は，生下時に発症しているものと遅発性に発症するものが知られている。難聴も同様であり，その発症時期で分けた場合，生下時に発症している「言語習得前難聴」と，遅発性に発症する「言語習得後難聴」に分けられる。生下時に発症していなくても就学時期以降から40歳未満に遅発性に発症する難聴の一部は，後述するように現在若年発症型両側性感音難聴として指定難病に登録されており，先天性難聴の可能性がある。

2) 原因による分類

遺伝性が最も多く6割を占める[1]。ついで多いのが周産期異常やウイルス感染（先天性風疹症候群やサイトメガロウイルス感染症）である。岩手医科大学臨床遺伝学科，耳鼻咽喉科では2011年から保険診療ベースで先天性難聴の遺伝子検査および遺伝カウンセリングを実施している。2011～2017年までに難聴の遺伝学的検査を実施した105例中，小児例は75例であった。うち遺伝子変異は27例（36％）に同定された。27例中24例（88.9％）が家系内に難聴者のいない孤発例で，すべて常染色体劣性遺伝形式をとる遺伝子変異が同定されている。先天性難聴ではこのように，家系図上孤発例が多く認められ，その多くが常染色体劣性遺伝（autosomal recessive：AR）形式をとる遺伝性難聴であることがわかる。

3) 症候群合併の有無による分類

先天性難聴のうち半数以上を占める遺伝性難聴は，「難聴以外に身体各部に異常を伴わない」非症候群性難聴と，何らかの症候群に伴う症候群性難聴に分類される。

2 難聴をきたす遺伝子変異

難聴は「難聴というひとつの症候をきたす遺伝子変異が数多く知られている，遺伝的異質性（locus heterogeneity）が特徴的な疾患」である。現在までに100以上の遺伝子が存在するとされている。遺伝性難聴の原因遺伝子の現況についてはHereditary Hearing loss Homepageで随時更新，公開されている[2]。

2017年9月現在までに報告されている遺伝子を見ると，前述の非症候群性難聴（nonsyndromic）が172疾患（うち劣性遺伝形式をとるもの105疾患，優性遺伝形式が67疾患），症候群性難聴が11疾患である。

これらの中には臨床像，聴力像に遺伝子型—表現型の相関が確認できているもの

も多く，原因遺伝子の同定によって治療法の選択が可能となるほか，めまいや症候群性の合併など随伴症状の有無が推定できる。

3 症　例

1) 症例1：言語習得前先天性難聴，非症候性難聴（小児，*GJB2*）

発端者は8カ月女児。クライエントは両親（父28歳，母29歳）である。生後3日目，新生児聴覚スクリーニング検査（自動ABR）で両側refer（要精密検査）となったため，生後28日で耳鼻咽喉科精密検査機関を紹介初診となる。聴力検査で両側高度難聴を認め，補聴器装用による療育を開始したが明らかな音への反応を認めていない。家系図は図2の通りで，両親は健聴で他の家系者にも罹患者を認めず，両親に血縁はない。

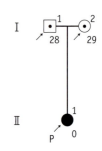

図2 ● 症例1：家系図

遺伝学的検査で先天性難聴の原因として最多である*GJB2*遺伝子変異を複合ヘテロ接合体で同定した。両親はそれぞれ変異アレルを1本有しており保因者であった。遺伝カウンセリングでは，*GJB2*遺伝子の保因者頻度は50人に1人と多く，先天性難聴の原因として最多であること，主に内耳に発現する遺伝子であり，補聴器による効果が不十分な場合は人工内耳が有用であることを説明した。1歳1カ月時，右耳に人工内耳植え込み術を施行，1歳6カ月現在有意語が出現し装用効果を認めている。

2) 症例2：言語習得前先天性難聴，非症候性難聴（成人，*SLC26A4*）

発端者は24歳女性。クライエントは両親（父54歳，母51歳），発端者。新生児聴覚検査は受けていない。生後8カ月頃から音に対する反応が不良なことに気づいており，1歳過ぎに発語がないことから難聴の診断に至る。1歳4カ月から補聴器を装用，現在は読話（口唇の動きで音声言語を読み取ること）併用で簡単な会話が可能である。18歳時転倒後から激しいめまいが出現，その後も繰り返すようになったため脳神経外科を受診，脳MRIで異常を認めず相談となった。

遺伝子検査で*SLC26A4*遺伝子変異を複合ヘテロで同定した。遺伝カウンセリングでは，この遺伝子変異は先天性難聴で2番目に多くAR形式をとるため両親は保因者であること，内耳性難聴であること，7割程度にめまいや聴力変動を伴い，思春期以後に甲状腺腫が出現（Pendred症候群）する可能性もあることを説明した。

3) 症例3：症候群性難聴（Usher症候群）

発端者は13歳女性，クライエントは両親。先天性難聴に対し4歳時人工内耳植え込み術を施行，小学校時代から網膜色素変性症を指摘された。患者会を通じ症候群性難聴の精査を勧められ相談となる。

遺伝子検査ではUsher症候群の原因遺伝子である*MYO7A*遺伝子変異をホモで同定した。遺伝カウンセリングでは，本変異はAR形式をとり，変異同定によってUsher症候群の確定診断に至ったこと，歩行開始の遅れなど平衡機能障害や網膜色素変性症を合併する疾患であること，視覚障害の進行が予測されるため聴覚補償（人工内耳）の有用性を説明した。

4) 症例4：症候群性難聴（MELAS）

クライエントは47歳男性。30歳頃から難聴，35歳頃から2型糖尿病で通院。身長148cm，体重45kg。母に糖尿病，難聴，3歳年下の弟は卒中発作歴がある（図3）。内科から精査目的で紹介。

遺伝子検査でミトコンドリア3243A＞G変異を同定（ヘテロプラスミー率37％）。通院施設病歴から過去に卒中様発作，心筋症疑いの記載あり，ミトコンドリア脳筋症（MELAS）と診断した。遺伝カウンセリングでは難病に該当するため医療相談室で福祉説明を受け申請を検討すること，多臓器に症状が出現する可能性があり救急を含め他科への周知が必要なこと，難聴は進行性で今後も管理が必要なことなど医療的な説明に加え，母親から受け継いだ体質と考えられること，at riskである近親者への受診勧奨など必要時は今後も相談が可能なことを説明した。

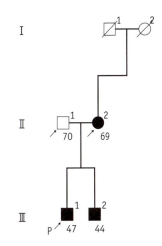

図3 症例4：家系図

5) 症例5：優性遺伝形式をとる進行性家族性難聴（*CRYM*）

クライエントは59歳女性（発端者）と夫（61歳）。小学生の頃から難聴。補聴器を装用している。家系内に難聴者が複数おり，現在21歳の娘にも難聴がある（図4）。不整脈で通院しており，難聴との関連や遺伝について相談希望で受診。

発端者に*CRYM*遺伝子変異をヘテロで同定した。本遺伝子は常染色体優性遺伝形式をとる難聴をきたし，進行性が知られている。検査前カウンセリングでは家系図か

ら優性遺伝が疑われたため，誰でも様々な体質の違いを持ち合わせていることを説明し，原因が判明しても犯人捜しではなく今後の健康管理に役立ててもらう情報であることを説明した．また，本遺伝子は内耳に発現する遺伝子であり，不整脈との関連は低いと考えられた．検査前の面談では夫から，結婚当時から妻が家族のことを話したがらず難聴に対しネガティブな気持ちを持っているのではということ，自分（夫）としては，原因がわかったら受容して前向きにとらえてほしい

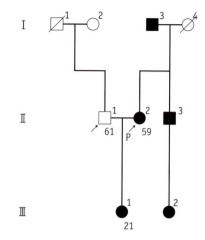

図4 ◯ 症例5：家系図

という気持ちが聴取された．遺伝子検査結果開示後は原因が判明してよかったという声がクライエント両人から聞かれた．娘の難聴も聴覚経過を追っていく必要性を説明した．

文献
1) 宇佐美真一：きこえと遺伝子―難聴の遺伝子診断とその社会的貢献―．第2版．金原出版，2015，p13-21．
2) Van Camp G, et al：Hereditary Hearing loss Homepage．[http://hereditary-hearingloss.org]

5 難聴の遺伝子診断

2 遺伝子診断を実施できる施設の要件

小林有美子

1 遺伝医療と難聴の遺伝カウンセリング

　遺伝医療について福嶋[1]は「決して遺伝病患者のための医療だけを意味しているのではなく，遺伝学の知識が役立てられるすべての医療」としている。ヒトゲノム解析研究，次世代シークエンサーなどの遺伝医学研究の急速な発展によって，遺伝医療の対象は稀な遺伝病だけではなく，多因子遺伝疾患などほぼすべての疾患が関与しうる分野となってきた。

　遺伝カウンセリング（genetic counseling：GC）とは，疾患の遺伝学的関与について，その医学的影響・心理学的影響および家族への影響を人々が理解し適応していくことを助けるプロセスである[1]。30年以上前に提案された米国人類遺伝学会の定義には，GCは一方的な医学的情報の伝達ではなく，相互方向のコミュニケーションプロセスであること，最終的な決定はクライエント（GCの場合は患者ではなくこう呼ぶ）自身の意思が最も重要であることが記載されている。単に遺伝子検査の結果を一方的に提供する場ではないことに留意が必要である。わが国の方針としても2004年に厚生労働者が示した「医療・介護関係事業者における個人情報の適切な取扱いのためのガイドライン」[2]に，「遺伝子情報は通常の臨床検査と異なり，本人の体質，疾病の発症等に関する情報が含まれるほか，生涯変化しない情報であること，またその血縁者に関わる情報でもある」点から，その取扱いと提供方法には倫理的配慮が必要であることが強調されている。

　一方，先天性難聴は前述の通り生下時から40歳未満に発症するもので，言語習得や聴覚補償手段の選択はその人の人生だけでなく，家族や療育・教育者をはじめとした様々な人々との大きな関わり，影響を及ぼす。このため先天性難聴の遺伝カウンセリングは聴覚補償手段（補聴器や人工聴覚器）の選択に有用な確定診断のみならず，聴力障害の受容と理解，当事者自身の意思による自己決定，主導的に療育・教育を進め

85

ていけるための重要なプロセスと考える。

2 先天性難聴の遺伝カウンセリングの特徴

　遺伝性難聴は前項で述べた通り難聴以外に症候を持たない非症候群性難聴で，常染色体劣性遺伝（AR）形式をとる場合が多い。そのような家系における特徴として，①近親婚を除き，優性遺伝疾患のように世代ごとに罹患者を認めることは稀で，現代社会では多くは孤発で見つかる，②遺伝的異質性（genetic heterogeneity）があるため家系図情報のみで再発率が推定できないことがある点が挙げられる。この場合，罹患者が家系内に複数認められても原因遺伝子が異なる可能性があるため注意を要する。たとえば難聴者同士の結婚における健聴児出産などは，遺伝的異質性による現象である。

　AR形式をとり最も出現頻度の高い*GJB2*遺伝子変異による難聴は，身体各部に異常を伴わず，内耳のイオンチャネルを形成するユニットをコードするため内耳性難聴をきたし人工内耳の有用性が知られている[3]ものであるが，この遺伝子変異保因者頻度は50人に1人と高い。*GJB2*遺伝子変異のGCでは保因者頻度の高さにも触れることができ，我々人類は皆5〜6個のAR疾患保因者であることから，発端者（GCのきっかけとなった人，難聴の場合は難聴児）の両親は保因者であるが，責任を感じる必要はないことをカウンセリングする。

　また，常染色体優性（autosomal dominant：AD）形式をとるもの，ミトコンドリア遺伝子変異による難聴（母系遺伝）は，遺伝子検査結果の開示の際には責任の所在を問うものではないことなどについて，より専門的なGCが必要である。すなわち，変化を持っており多様性があるのが人間であること，難聴の遺伝子情報は犯人捜しではなく，児の難聴理解や治療法選択をクライエント（両親）が主導的に進めていくためのものであることを丁寧に説明する。

　難聴以外に症候を伴う症候群性難聴は全体に占める割合は低いが，その疾患の種類は100以上と非常に多い[3]。Usher症候群（先天性難聴と網膜色素変性症）やMELASのように難聴が先行し様々な症候が出現してくるケースもある。症候性難聴において遺伝子診断がついた場合，指定難病申請や合併症について他科との情報共有の際に有用である。

3 遺伝子診断に要求される要件

1) 臨床検査としての要件

　先天性難聴を含むいわゆる「遺伝子検査」は，正確には生殖細胞系列（germline mutation）の遺伝情報を明らかにするための「遺伝学的検査（genetic testing）」である。そのため，技術的に同じ分子遺伝学的手法を用いても生体以外の試料（細菌，ウイルスなどの病原体など）を調べる検査や，生体を用いるが固形腫瘍における癌細胞などの体細胞変異（somatic mutation）を検索する検査とは倫理的に明確に区別されるべきである[1]。

　遺伝学的検査が臨床応用されるためには，①ある疾患の遺伝要因との関連が研究で明らかになっていること，②ACCE（分析的妥当性，臨床的妥当性，臨床的有用性，倫理的・法的・社会的問題の解決）について検討を重ね，臨床検査としての有用性が確立していることが要件となる[1]。

　また，実際に医療の一環で遺伝学的検査を実施する場合には[1]，①保険診療，②先進医療，③研究協力，④自費診療，⑤病院・講座の費用負担の5つの方法がある。②～⑤の詳細は成書や各疾患，研究機関ホームページを参照されたいが，先天性難聴[2]は「遺伝カウンセリング体制の整備」を条件とし（ **3** で後述），保険診療内で信州大学との契約を結び検体を送る方法で，現在多くの施設で検査実施可能となっている[3]。

2) 実施施設としての要件

　難聴を含む生殖細胞系列の変異を対象とした，遺伝学的検査の診療に関する倫理審査は義務づけられていないが，研究的側面を持ち合わせていない遺伝子診断はほぼ存在しないと言ってよいため，厚生労働省・文部科学省・経済産業省の3省合同で策定された「ヒトゲノム・遺伝子解析研究に関する倫理指針」を遵守する必要があり，原則倫理審査を経る必要がある[1]。3省指針に加え，2003年に出された日本人類遺伝学会など10学会による「遺伝学的検査に関するガイドライン」，2001年に出された日本衛生検査所協会「ヒト遺伝子検査受託に関する倫理指針」に基づいて行われる。詳細は各指針・ガイドラインを参照されたい（インターネット上で公開されている）。

　実際の検査実施・施設要件のポイントは，①ヒト遺伝子解析研究計画の倫理審査の義務づけ，②有効かつ有益なインフォームド・コンセントの実践，である。このうち②有効かつ有益なインフォームド・コンセントの実践には，遺伝カウンセリングが用意されていることが必須である。自施設に臨床遺伝専門医，認定遺伝カウンセラーが

おり体制が整っていることが理想的だが，そうでなくても遺伝医療における専門家がいる連携施設の存在が必要である。

3) 先天性難聴の遺伝子検査実施に必要な要件

先天性難聴の遺伝学的検査は2012年に保険診療となった。2016年からは次世代シークエンサーを使用した検査となり，日本人に多い19遺伝子が検索可能である。検査施設は上述の通り倫理審査を行い，日本聴覚医学会が2013年3月に提言した「難聴遺伝子検査に関する提言」に記されている通り，定められたガイドラインに沿って行うことになっている。つまり必要な説明，同意取得を十分に行い，専門的な遺伝診療が実施可能な状態で行うべきとある。この点について石川[4]も，十分な時間をかけ丁寧に行う必要があり，時間に余裕のない一般外来の中で行うべきではないとしている。また，臨床遺伝診療の施設基準が満たされている施設では，遺伝学的検査が患者1人に対し1回算定され，加えて検査後の遺伝カウンセリングも算定できる。

文献
1) 新川詔夫, 監, 福嶋義光, 編：遺伝カウンセリングマニュアル. 南江堂, 2003, p25-8, 38-46, 144-7, 166-9.
2) 厚生労働省：医療・介護関係事業者における個人情報の適切な取扱いのためのガイダンス（平成29年4月14日通知, 同年5月30日適用）.
3) 宇佐美真一：きこえと遺伝子―難聴の遺伝子診断とその社会的貢献―. 第2版. 金原出版, 2015, p23-36, 75-85.
4) 石川浩太郎：Otol Jpn. 2015；25(2)：135-9.

Topics 新たに指定難病となった若年発症型両側性感音難聴

小林有美子

1 症例

48歳男性。職業：介護士。家族歴：なし。既往歴：虫垂炎。

【現病歴】

学校健診で難聴，言語障害を指摘されたことはない。20歳頃から難聴自覚。25歳時，職場健診で初めて難聴を指摘され，近医耳鼻咽喉科で高音域の軽度難聴診断，原因不明と言われ特に不便なかったため放置。42歳で管理職になった頃から難聴進行を自覚し，近医で補聴器適合を受けるも，日常会話の聞き取りが困難となりストレスのため休職した。近医では聴力の程度から身体障害者に該当せず，人工内耳手術も不可能と言われたが，補聴器での聞き取りに限界を感じ当科初診となった。

【現症】

鼓膜正常。両耳に補聴器を装用。低音部は正常範囲だが，1kHz付近から難聴があり，特に高音域はほとんどスケールアウトし重度難聴の所見であった。補聴器を装用した状態でも高音域の利得が不十分で，語音聴取能は補聴器非装用で25%，補聴器を装用しても50%だった。

【一次カウンセリング】

耳鼻咽喉科外来にて，遺伝子検査の確定診断が治療法選択の一助になりうること，場合によっては指定難病の医療福祉制度も利用できることなどの情報を提供し，その後遺伝子検査を希望された。

【二次カウンセリングと遺伝子検査】

臨床遺伝科外来にて，クライエントは本人，妻。同席者は臨床遺伝専門医（兼耳鼻咽喉科専門医），認定遺伝カウンセラー，遺伝外来看護師。難聴の検査結果から「若年発症型両側性感音難聴」が疑われること，聴力の程度からは近年有用性が明らかとなっている残存聴力活用型人工内耳（electric acoustic stimulation：EAS）の適応である

こと，遺伝子変異の型が判明することによって治療法選択が可能なケースがあること
を説明した。検査の希望があったため「先天性難聴の遺伝子検査」を保険診療で実施
した。

【遺伝カウンセリング】

*CDH23*遺伝子変異p.[P240L]：[R2029W] を同定した。遺伝カウンセリングと
して，①本変異による難聴の特徴（高音障害型難聴，進行性）が患者症状とほぼ一致し
原因と考えて矛盾がないこと，②内耳有毛細胞を結合するtip linkの構造蛋白をコー
ドしており，内耳性難聴そのものであることから，本変異患者への人工内耳，特に高
音部の聴覚補償を行うEASの有用性が確認できていること，③指定難病に該当する
こと，④常染色体劣性遺伝（AR）形式をとり，次子再発率は一般集団と比較し特に高
いわけではないことをカウンセリングした。クライエントからは，難聴の原因がわか
って安心したこと，補聴器以外にEASという聴覚補償法があり，自分と同じ遺伝子
型で有用性が知られているのであれば手術を受けたいことなどが聞かれた。

【経　過】

指定難病登録申請し，若年発症型両側性感音難聴の医療受給者証を受けた後，左耳
に残存聴力活用型人工内耳手術を行った。2，3カ月ごとの人工内耳リハビリテーショ
ンで定期的に受診し，医療費助成を受けている。現在の聞き取りは85％で，電話業
務のない，聞こえに配慮された部署へ復帰した。

2 若年発症型両側性感音難聴

2章5-1 (p80) に記載の通り，先天性難聴とはその原因が生下前にある難聴で，現
在わが国において保険診療により難聴の遺伝子診断の対象となるのは，この先天性難
聴および難病診断目的となっている。

先天性難聴は生下時に発症している「言語習得前難聴」がよく知られているが，遅
発性に発症する「言語習得後難聴」の存在は以前から知られていた。つまり，生下時
に発症していなくても，就学時期以降から40歳未満に遅発性に発症する難聴であり，
何らかの先天的，遺伝的要因が示唆されていたものの原因不明とされ，難聴が顕著と
なるのが就学・就労年齢であることから本人の苦痛が大きいにもかかわらず，理解や
福祉サービスが受けられない現状であった。

「難治性聴覚障害に関する調査研究班」（研究代表者：信州大学医学部耳鼻咽喉科学
講座教授 宇佐美真一）はこれらのような難聴と，いわゆる加齢による難聴との鑑別に
年齢要件を加え，さらに遅発性に難聴を引き起こす原因遺伝子が同定されているこ

と，既知の外的因子，たとえば騒音，外傷，薬剤，急性ウイルス感染によるものは除くという除外要件を加え，2015年7月，新たに「若年発症型両側性感音難聴（指定難病304）」として指定難病に登録された[1]。

本疾患の診断基準は次の3条件を満たす感音難聴で，すなわち，①遅発性かつ若年発症（40歳未満の発症），②両側性である，③遅発性難聴を引き起こす原因遺伝子の同定と既知の外的因子によるものの除外である[1]。つまり，本疾患の診断には先天性難聴の遺伝子診断は必須となる。「先天性難聴の遺伝子診断に必要な施設要件」については別項を参照頂きたい。

また，①にある「40歳未満の発症」の根拠について前述の「難治性聴覚障害に関する調査研究班」は，立木ら[2]による日本人聴力の加齢的変化を調査した結果から，40歳未満に難聴があるとすれば医学的に加齢以外の原因とするのが妥当とした。

3 指定難病登録によって受けられる医療費助成制度

従来の「特定疾患，難病」は誰でも診断することが可能であったが，平成27（2015）年1月1日施行「難病の患者に対する医療等に関する法律」[3]では，医療費助成対象疾患を「指定難病」とし，難病指定医のみが診断可能となった。難病患者に対する医療費助成に消費税などの財源があてられることとなり，安定的な医療費助成の制度が確立した。同法律による医療費助成の対象となるのは，原則として「指定難病」と診断され，「重症度分類等」に照らして病状の程度が一定以上の場合で，確立された対象疾病の診断基準とそれぞれの疾病の特性に応じた重症度分類等が，個々の疾病ごとに設定されている（難病情報センターHP）[1]。

申請の流れの詳細は「難病情報センター」のホームページを参照頂きたい。各疾患の診断基準，申請書類がダウンロードできる。難病指定医はこれらに記載し，患者が都道府県窓口に提出する（指定医のいる施設情報も随時掲載されている）。審査の上，医療受給者証が給付されるのには多少時間がかかる。医療費助成は一般所得者の場合，自己負担額が月額上限1〜2万円で，3年以上の既認定者では原則5,000円だが，詳細は同ホームページを参照頂きたい。

4 治療法の選択

難聴は周囲とのコミュニケーションに困難をきたすことによって，様々な弊害を引

き起こす。特にこれまで健聴で，就学・就労時期に難聴が遅発性に発症した場合には，そのために離職を迫られるケースもしばしばみられる。我々が2016年に成人人工内耳装用者に対し調査を行った結果[4]では，先天性難聴者と比較すると本疾患のような遅発性に難聴を発症する若年発症難聴者では転職率が高く，実に87.5%で転職歴があると回答し，うち50%が難聴を理由に転職・離職していた。転職に関わるコメントを見ると難聴への理解・配慮不足が切実に語られ，また先天性難聴者と比して有意に職場内コミュニケーションに不満が大きいことがわかった。従来はっきりと診断されることもなく，治療法選択とその維持への見通しもなかった本疾患であるが，先天性難聴の遺伝子診断によって正確な診断が行われることによって，①原因診断と遺伝カウンセリング，②受けられる医療助成制度の情報提供，③治療法選択，が可能となる。③治療法選択については，これまでに多くの遺伝子変異による難聴への補聴器・人工内耳の有用性が報告されているため，症例に提示したように同じ変異を持つ患者の治療効果などを情報提供することによって，患者・家族自身の能動的な治療法選択を支援できる。

　原因不明の成人難聴者は，進行すると生活基盤維持の危機すら抱えることになる。発症初期の専門医受診の契機は，職場健診の場やかかりつけ医への相談からであったりする。これに対し原因不明，老人性難聴と片づけてしまう前に，発症時期を聴取し，40歳未満に発症したエピソードがある患者については原因診断特定の可能性を情報提供していただけたら幸いである。

文献
1) 難病情報センター：若年発症型両側性感音難聴（指定難病304）．[http://www.nan-byou.or.jp/entry/4628]
2) 立木　孝, 他：Audiol Jpn. 2002；45(3)：241-50.
3) 難病の患者に対する医療等に関する法律．[http://www.mhlw.go.jp/seisakunit-suite/bunya/kenkou_iryou/kenkou/nanbyou/dl/140618-01.pdf]
4) 小林有美子, 他：Audiol Jpn. 2016；59(5)：269-70.

第3章 治療

1 音響療法
2 薬物治療

1 音響療法

桑島　秀

　難聴による聴覚入力の減少や環境音の減弱による静寂により，聴覚路の感度が増幅され，その結果耳鳴が増強することが考えられる。耳鳴患者は，夜間の静寂時に耳鳴の自覚あるいは増強を感じることがあり，それを苦痛と感じていることが多い。このため耳鳴軽減の基本は静寂を回避することと考えられる。音響療法は，様々な音刺激 [環境音やサウンドジェネレータ (sound generator：SG) や補聴器など] を与えることで，一部もしくは完全な耳鳴の遮蔽効果，耳鳴とコントラストを少なくすることによる順応の効果，耳鳴によるストレスや緊張を和らげる効果，耳鳴への注意をそらす効果，リラックス効果，耳鳴に関連する大脳皮質の再構成と活性化などを期待して施行される。

1 マスカー療法

　すべての耳鳴症例に当てはまるわけではないが，多くの耳鳴症例において耳鳴は大きな音を聞くと消えてしまうというマスキング現象がある。さらにその大きな音がなくなってもしばらく耳鳴が治まっていることがあり (耳鳴の後抑制)，これらの現象を利用して耳鳴治療が行われる。

　マスカーと言われる補聴器のようなnoiseを発生する機械を用い，耳鳴を遮蔽できるnoiseを遮蔽できる最も小さな音圧で装着させることにより行う治療である。耳鳴の遮蔽を目的とした治療であるが，耳鳴が消失している期間が症例によって様々であり，短期間であることが多く，また高周波数の耳鳴抑制には限界があったことなどから広く普及した治療法とはならなかった。

2 TRT (tinnitus retraining therapy)

　TRTは耳鳴の順応療法または再訓練法とも呼ばれ，近年の耳鳴治療法として注目されわが国でも普及している耳鳴治療法である．1990年代にJastreboffにより唱えられた耳鳴の神経生理学的モデル[1]に基づき，これを耳鳴治療に臨床応用したものである．

　耳鳴の神経生理学的モデルとは，脳が耳鳴を過去の記憶や情動により危険な音・注意を要する音と意識することにより意識に上がり，情動や記憶と関係がある大脳辺縁系が刺激されることにより，不安やいらだちなどの反応が生じ，ついで自律神経系も影響を受け，緊張や不眠など自律神経症状も出現するようになる．この結果，さらに脳が耳鳴を危険なものと判断してしまい優先的に耳鳴の音を意識するようになる．こうして耳鳴の悪循環が起きるようになる（図1）．

　TRTは，この神経生理学的モデルに基づき音響療法（sound therapy）と指示的カウンセリング（directive counseling）とを組み合わせて行う治療法であり，その治療は耳鳴を消失させることが目的ではなく，耳鳴による苦痛や生活障害を順応が起きることで軽減させることが第一の目的である．このため，耳鳴による苦痛や生活障害がない場合には，TRTの適応とはならない．TRTによる耳鳴治療の対象は，耳鳴による心理的苦痛や生活障害であり，治療目的はその障害を改善させることであるという認識を持つことが必要になる．病院を受診する耳鳴患者は，耳鳴を消失させることを期待している場合が多いため，治療前に治療の目的や効果を十分に説明して理解を得る必要があり，それが指示的カウンセリングにつながる（図2）．

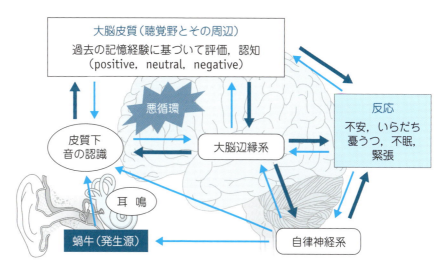

図1 ● 耳鳴の神経生理学的モデル　　　　　　　　　　　　　　　（文献1より改変）

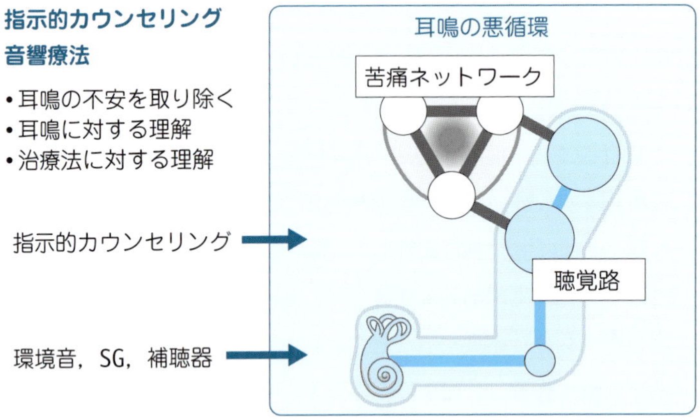

指示的カウンセリング
音響療法

• 耳鳴の不安を取り除く
• 耳鳴に対する理解
• 治療法に対する理解

指示的カウンセリング →

環境音，SG，補聴器 →

図2 ◐ TRT

1) 耳鳴の説明（カウンセリング）

指示的カウンセリングは，すべての耳鳴患者に対して必ず行う必要があるとされる[2)3)]。

説明の内容は，器質的疾患の有無，耳鳴の基本的な概念（発生のメカニズム，悪化のメカニズム），治療法（音響療法）の意義，効果・予後である。

(1) 器質的疾患の有無

症状の経過や純音聴力検査，必要に応じてMRI検査を行い器質的疾患の有無を確認する。耳鳴患者は，脳腫瘍や脳血管障害などを心配していることも多いのでそれがないことを確認する。

(2) 耳鳴の基本的な概念

難聴と耳鳴の関係について説明する。難聴があると音が入りにくくなり，それを補うように脳が強く音を聞くようになる。これが耳鳴につながる。さらに耳鳴に日常ストレスが加わると，図2のように苦痛ネットワークの働きが強くなり，耳鳴が持続・悪化すると同時に睡眠障害，緊張，動悸などの症状が出現する。

(3) 治療法の意義

上記の説明をすることで，耳鳴による苦痛から解放される場合もあるが，これで不十分な場合は音響療法を検討する。自覚的に難聴はないが，耳鳴による生活障害がある場合や軽度難聴で耳鳴の苦痛の強い場合が音響療法のよい適応となる。高度難聴の場合は補聴器を用いた音響療法を考える。音響療法（家庭でできる音響療法やSG）によって音を豊富に入れることで，耳鳴が相対的に小さく感じるようになる可能性がある。

(4) 経過・予後

上記の治療によって徐々に耳鳴は軽快し，半年から1年ほどで気にならなくなってくる可能性がある。耳鳴が消失するわけではないので，耳鳴の消失にこだわる場合や抑うつや強い不安がある場合は軽快しない。

2）音響療法

音響療法には，治療器を用いて行う方法と特別な治療器を用いない方法（家庭でできる音響療法）がある。治療器には，SG，補聴器，SGつき補聴器があり，耳鳴患者の聴力レベルや難聴による不自由度，患者の希望をあわせて検討する。

TRTによる音響療法は，自覚的難聴の有無や耳鳴の日常生活による支障度，聴覚過敏の有無，音響曝露による増悪の有無により0～4までの5つのカテゴリーに分類されており（**表1**），それぞれ音響療法が異なっている。カテゴリー0ではカウンセリングを主体とし，音響療法では自然環境音のCDやテレビ，ラジオなどを用いて音の豊富な環境をつくる。カテゴリー1では，広帯域雑音が出力されるSGを用いる。カテゴリー2では自覚的に難聴を伴っており，補聴器を使用して音響療法を行う。カテゴリー3は聴覚過敏合併例，カテゴリー4は音響曝露による増悪症例でありSGによる音響療法が推奨されている。

（1）家庭でできる音響療法

耳鳴の軽減の基本は静寂を回避することであり，耳鳴が際立つような静かな環境を避け，なるべく音の豊富な環境をつくることが音響療法の基本である。静かな状況では，できるだけ音を使用するようにしてもらう。使用ツールはテレビ，ラジオ，FMラジオの雑音（ホワイトノイズ），音楽，自然音が収録されているCDなど，耳鳴患者が好むものを用いる。しかし，使用する音の選択にはいくつか必要事項を考慮する必要がある[4]。

①音響療法に使用される音は，大きさや高さ，音色によっていかなる不快感も引き起こさないこと。

表1 ◗ TRTのカテゴリー分類

カテゴリー	聴覚過敏	音曝露による増悪	自覚的難聴	耳鳴に対する支障度・苦痛度	音治療
0	－	－	－	低い	静寂を避ける
1	－	－	なし	高い	サウンドジェネレータ
2	－	－	あり	高い	補聴器
3	あり	なし	無関係	無関係	サウンドジェネレータ 苦痛にならない程度の音の大きさから始める
4	無関係	あり	無関係	無関係	サウンドジェネレータ 聴覚閾値と同じくらいの音の大きさから始める

②使用する音は耳鳴信号の強さを軽減するものであり，部分的であっても耳鳴を遮蔽するものではないこと。ただし，聴力レベルに近い小さすぎる音でも効果は期待できないため，音量は耳鳴が少し聞こえる程度の小さな音を指示する。

③使用する音は容易に慣れて，日常的には認識しないような音であり，さらにリラックスできるような音が好ましい。

(2) SGによる音響療法

環境音による音響療法で不十分な場合は，SGによる音響療法を検討する。日常生活中も使用できるようにするため，補聴器のように着用できるSGが必要となる。SGを装用して，耳鳴患者の好みなどをふまえ，聞いていて不快にならない雑音を選択し，聴力レベルに合わせて出力を設定する。通常は1～4kHzの周波数低域の広帯域ノイズが選択されることが多い。不快に感じることなく長時間でも聞き続けられるように，雑音の種類や出力を設定することが重要である。不快な音で使用していると，ネガティブな反応が起こりうる。また，耳鳴が聞こえていないと順応が起きにくいため，マスカーのように耳鳴を遮蔽するレベルではなく，耳鳴が聞こえるレベル（部分遮蔽）に設定する。1日6～8時間程度は装用するのが望ましく，3～6カ月の使用で耳鳴の苦痛度が軽減することが多い。

様々な難聴に伴う耳鳴症例に対し，SGによる音響療法の効果をTHI（tinnitus handicap inventory）や耳鳴の大きさ・苦痛度の自覚的改善度（悪化，不変，やや改善，著明改善，ほぼ消失）で評価した報告[2]では，治療開始6カ月目のTHI値は治療前と比較して有意に低下していた。その効果は12カ月後，24カ月後まで安定していたが，さらなる改善はみられなかった。また，自覚的改善度でやや改善以上であった症例は，耳鳴の大きさで34％，苦痛度では68％であった。その他の報告でも症例の約80％が苦痛度の軽減を自覚している[4]。

音響療法の最初の変化としては，非常に気になる耳鳴に対し，比較的聞きやすい雑音を入れることで，相対的に耳鳴を小さく感じる順応が生じ，耳鳴に対する絶望感から脱して，治療を施行しているという安心感からさらに治療に前向きになる効果が考えられる。最終的に1～2年程度で耳鳴を感じるが苦痛を感じない程度になれば治療目的を達成したと言える。しかし，治療開始後6カ月までは統計学的に有意な改善がみられたが，治療開始6～24カ月までは有意な改善がみられないことは，SGによる音響療法の限界を示唆している可能性がある。また，耳鳴の苦痛度が治療開始前後で改善がみられたことから，耳鳴苦痛モデルにおける苦痛ネットワークに対しては効果があったものと考えられるが，自覚的大きさの変化はわずかであったことは，耳鳴苦痛モデルにおける聴覚路に対してはSGによる音響療法は効果が限定される可能性が高い[2]。難聴の程度が重いほどSGによる効果が低いことも示されており，難聴者に

対しては，SGではなく補聴器など別のツールを用いた音響療法を検討する必要がある。実際，TRTのカテゴリー分類においても自覚的難聴があるカテゴリーでは音響療法として補聴器，もしくは補聴器とSGを組み合わせて使用することが推奨されている。そして，これらの効果はTRTとして行った音響療法によるものであり，音響療法単独による有効性は証明されていない。前述したように，治療効果を高めるためには，音響療法とともに適切なカウンセリングを行うことが必要である。

(3) 補聴器による音響療法

耳鳴に対する補聴器による音響療法は1940年代に初めての報告がされ，以後もいくつかの臨床研究が報告された。しかし。その効果は10%程度，または効果がないとされるものが多く，当時のネガティブな効果は，アナログ補聴器が主体であった補聴器のスペックに限界があったためとされる[5]。しかし，近年の補聴器のデジタル化によって難聴を合併する症例では，補聴器が第一選択になってきた。耳鳴治療における補聴器の役割は，環境音が聞こえるようになることで耳鳴とのコントラストが減少する，補聴器により環境音が増幅され部分マスキング（遮蔽）となる，補聴器によりコミュニケーションがしやすくなりストレスが軽減される，難聴により不足している聴覚入力を補うことによって，耳鳴が軽減するなどの利点が挙げられている[6]。米国のガイドラインでは，「難聴がある場合は補聴器の使用を勧める」となっている。また，難聴がある場合の補聴器について，難聴の程度は規定されておらず，耳鳴を伴う難聴で補聴器が有用であるのなら，難聴が経度でも高度な一側性難聴であってもよいとしている。

他の音響療法と同様に，補聴器により音響療法を行う場合もその治療法と意義について説明をする必要がある[2]。

①難聴者の脳はしばらく大きな音を聞いていないので，急に大きな音を聞くと不快に感じて長く聞いていられない。

②少しずつ音を大きくしていき，時間をかけて（数カ月程度）脳を慣らしていく必要がある。過剰な増幅は音恐怖の原因となりうる。

③最初は必要な音の70%程度から始め，徐々に100%に近づけていく。

④最初の1週間が最も不快で大変だが，1〜2週間くらい経過してくると慣れてくる。慣れたらさらに音を大きくしていく。これを繰り返して行う。

⑤脳を変化させていく治療なので，補聴器を常用（起床時から就寝まで）することが望ましい。

⑥患者の治療への意欲が大事であり，上記をうまく実行できれば治療が奏効する可能性が高い。

補聴器のフィッティングは難聴に対して行う調整と基本的に同様であるが，耳鳴

のためには周囲の環境音を取り入れることが必要である．補聴器はハウリング抑制機能，雑音抑制機能，指向性機能が主な機能である．ハウリング抑制機能は必要であるが，雑音抑制機能は環境雑音も抑制して静かな環境となってしまうため，耳鳴が苦痛である場合はオフまたは弱とする．指向性機能も同様にオフとし，これらは耳鳴に対する苦痛が改善し，聞き取りを重視するようになったら変更する．

　耳鳴治療に対する，補聴器の有用性の報告はいくつかあり，VAS（visual analogue scale）による耳鳴の大きさ，持続時間，気になり方を評価した補聴器の効果は，すべての項目で改善がみられており[6]，このことは耳鳴の音が小さくなる，消失することが期待された結果であった．補聴器による音響療法の効果をTHIや耳鳴の大きさ・苦痛度の自覚的改善度（悪化，不変，やや改善，著明改善，ほぼ消失）で評価した報告[2]では，治療開始後6カ月目のTHI値は有意に低下し，自覚的改善度でも著明改善以上の症例は，大きさで67％，苦痛度で70％であった．さらにほぼ消失した症例は大きさで30％，苦痛度で37％ととても効果の高い結果となった．これは前項で示したように，聴覚路での耳鳴の発生は末梢の入力低下が発端となり，それに伴う聴覚中枢の活性上昇によって起こっていると考えられている．補聴器によってその入力低下が起きている周波数領域に音を入れることで，直接聴覚中枢の活性上昇を抑え，耳鳴を中枢にて制御していると言える（図3）．耳鳴がほぼ消失した症例があったことからも，

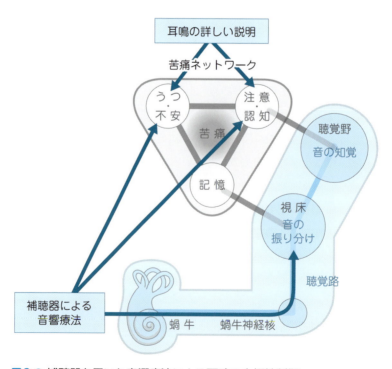

図3 ● 補聴器を用いた音響療法による耳鳴の中枢性制御　（文献2より引用）

耳鳴そのものが改善している可能性がある。SGの効果に比べ，非常に有効だったことから，耳鳴改善のためには，音を豊富にする音響療法では限界があった，補聴器によって入力低下のある周波数に音を入れる音響療法が理に適っていると思われる[2]。

　近年では，従来の補聴器に加え，複合補聴器（SG付き補聴器）が各社より販売されている。SGとしてホワイトノイズ，スピーチノイズ，ピンクノイズなどがあるが，その他音楽機能を搭載している機種もある。これにより耳鳴に対する音響療法の選択肢が広がり，耳鳴の苦痛度が強い自覚的難聴のある症例，機種の選択に迷った症例，ノイズに馴染めない症例，補聴器に抵抗のある症例などに対し治療の幅を広げる可能性が示唆されている[7]。

文献
1) Jastreboff PJ：Neurosci Res. 1990；8(4)：221-54.
2) 小川　郁：聴覚異常感の病態とその中枢制御. SPIO出版, 2013, p133-53.
3) 新田清一：耳鼻・頭頸外科. 2017；89(9)：682-9.
4) 小川　郁：Audiol Jpn. 2011；54(2)：113-7.
5) 小川　郁：Audiol Jpn. 2018；61(1)：50-6.
6) 高橋真理子：耳鼻・頭頸外科. 2015；87(4)：310-6.
7) 蒲谷嘉代子, 他：Audiol Jpn. 2013；56(1)：59-64.

2 薬物治療

桑島　秀

1 耳鳴とは

1) メカニズム

　耳鳴は，末梢から中枢に至る聴覚路のいずれかの部位に生じた異常興奮であると考えられ，いずれかの耳疾患に随伴する症状であることが多いが，無難聴性耳鳴も存在し，末梢聴覚器の器質的な異常だけでは説明が困難な場合もある。また，耳鳴の原因となりうる耳疾患がある場合でも，併存する耳疾患と耳鳴の症状の推移は必ずしも一致せず，耳鳴による苦痛が中心になることもある。耳鳴の明らかな原因や発生機序，発生部位などはいまだに明らかにはされていない。

　すべての感覚系にはその感度を環境信号の平均レベルに合わせる機能があるとされており[1]，これは入力信号が弱い場合には感度を上げ，逆に入力信号が強い場合には感度を下げて出力することによって，出力が常に一定であるように入力信号を可変制御するものである。確かに健常者でも無響室に入ると，約8割に耳鳴が惹起されるとされており[2]，聴覚路への入力が失われたときに求心性の抑制系入力も減弱し，中枢に過剰興奮あるいは感度の上昇がもたらされているのではないかと示唆されている。

　このことから，聴覚路の中で音響信号が過度に増幅されることが耳鳴の原因となりうるとされるが，非常に小さな音であるため，健常で周囲の音が豊富に聴こえれば，耳鳴は聴こえない。内耳性難聴においても，末梢入力が減衰して同様の状態になると考えられる（図1）。つまり，蝸牛障害が生じると末梢からの入力が低下して，それに応じた聴覚中枢の可塑性が起こる。これにより聴覚中枢の一部の活性が上昇して気づかない程度だった小さな耳鳴が強くなり，耳鳴を自覚するようになる。さらに難聴があると周囲の音が脳に入りにくくなるため，相対的に耳鳴を大きく感じる[3]ということが考えられている。

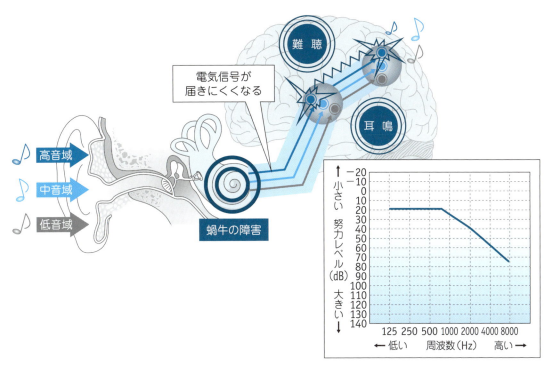

図1 耳鳴発生のメカニズム　　　　　　　　　　　　　　　　　　　　　　　　　　　　（文献3より引用）

2) 耳鳴と苦痛

　また，耳鳴発生には聴覚路の関与は必須であるが，耳鳴を知覚してそれを苦痛なものと認識するには非聴覚野との神経同期の存在が考えられる[1]。耳鳴と関連する非聴覚野としては，前・後帯状回，背外側前頭前野，扁桃体，海馬などが挙げられている。

　そして耳鳴と関連する非聴覚野の働きとして，「うつ・不安」「注意」「認知」「記憶」，そして「苦痛」が挙げられ，発生した耳鳴と苦痛を感じる脳の間にネットワークが生じると耳鳴が悪化して，心理的苦痛・生活障害が生じる。これが耳鳴苦痛モデル（**図2**）として提唱されている[4]。

　うつ・不安：耳鳴を悪化させる重大な因子であり，耳鳴に対する正体不明の不安は耳鳴を悪化させる。そのため，不安の軽減により耳鳴改善の見込みがある。

　注意：耳鳴に注目する，確認する，聴こうとする，こだわるといった意識の働きであり，この活動性が上昇することで耳鳴は悪化する。

　認知：耳鳴をネガティブなものと判断する考えであり，これが苦痛を感じる脳の活性を上昇し耳鳴を悪化させる。

　記憶：耳鳴に関わる潜在意識で，ネガティブな記憶と結びつくことで耳鳴は悪化する。

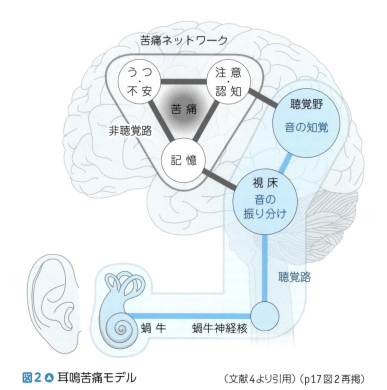

図2 ○ 耳鳴苦痛モデル　　　　　（文献4より引用）（p17図2再掲）

　このように耳鳴は，聴覚路において末梢の入力低下→中枢活性に上昇→耳鳴の発生，苦痛ネットワークの構築となっているためそれに応じた治療を検討する必要がある。

2 薬物治療

　耳鳴に対する薬物治療は，耳鳴そのものに対する治療と，前述した耳鳴による苦痛に対する治療の2つの役割があるとされる。薬物療法の長所は，汎用性があること，ビタミン剤や亜鉛製剤などは副作用がなく耐用性がよいこと，耳鳴に随伴する不安やうつ症状に対する直接的なアプローチが可能なことなどが挙げられる。一方，短所としては，エビデンスが低いことや薬剤の副作用が挙げられる。
　2014年に米国耳鼻咽喉科・頭頸部外科学会（American Academy of Otolaryngology, Head and Neck Surgery：AAO-HNS）から耳鳴治療のガイドラインが発行された（表1）[5]。それによると薬物療法は推奨しないとされ，ルーチンの抗うつ薬や抗痙攣薬などの投与も勧められていない。ドイツのガイドラインでも有効性のある治療法はないが，うつ・不安など治療が必要な場合は勧めるとしている。耳鳴に対す

表1 ○ 耳鳴診療ガイドラインにおける耳鳴治療

推奨する治療
耳鳴の教育的指導・カウンセリング 補聴器（難聴のある耳鳴患者に対して） 認知行動療法
オプションとしての治療
音響療法（サウンドジェネレータなど）
推奨しない治療
鍼治療
推奨すべきではない治療
（ルーティンの）薬物療法 栄養補助食品（サプリメント） 経頭蓋磁気刺激

（文献5より作成）

る薬物療法は，耳鳴の原因や病態が不明瞭なことが多く，プラシーボ効果もありうることや，治療効果の判定が困難なことなどから，エビデンスレベルの高い研究はない。しかし，個々の症例においては薬物療法が有効な場合もあり，また他の治療法との併用で治療効果を認めるような症例もあったため，わが国でも様々な薬剤が治療に用いられてきた。ただし，薬物療法においては効果が認められない場合，漫然と投与することは避けるべきである。

1) 内耳機能の改善を期待する薬剤

(1) ビタミン剤（ビタミンB$_{12}$製剤）

神経の核酸・蛋白合成を促進し，軸索再生，髄鞘形成を促すことにより末梢神経を修復する。神経組織への移行性に優れ，副作用が少ないことから用いられている。

(2) 血管拡張薬・循環改善薬

内耳循環を改善させることによる内耳機能の改善を期待して用いられる。血管拡張薬であるカリジノゲナーゼや代謝賦活薬であるアデノシン三リン酸二ナトリウム水和物などが使用されている。また，耳鳴治療薬として唯一の保険適用薬がニコチン酸アミド・パパベリン塩酸塩配合剤（ストミンA®）である。これは血管拡張作用を有するパパベリン塩酸塩とニコチン酸アミドの作用が相互に強められた結果，内耳循環血液量が増加し内耳障害による耳鳴改善が見込まれる。

(3) ステロイド

突発性難聴や急性音響外傷など急性感音難聴に伴い耳鳴を訴えるような場合がある。このような場合は，耳鳴の程度や有無によらず，聴力回復を目的としてステロイ

105

ド治療が行われることが多い。副腎皮質ホルモン製剤はいくつか種類があり，また投与方法も様々であり，急性感音難聴に対する治療の場合も定まった投与法があるわけではない。一般的には，プレドニゾロン換算で1日量として1mg/kgを2週間以内で漸減投与することが多い。聴力の改善に伴い，付随する耳鳴症状も改善が見込めるわけであるが，必ずしも全例聴力が改善するわけではなく，また聴力が改善しても耳鳴が残存する場合もあることから難聴治療に並行して，耳鳴に関しても誤解を与えないような説明が必要となる。

2）耳鳴または耳鳴苦痛度を軽減する薬剤

（1）抗てんかん薬

耳鳴に関連する聴覚中枢路の過活動を抑制する目的で使用されているが，明らかな有意差を示すような改善は報告されていない。また本薬剤は，10～20％に皮疹，ふらつき，心電図異常などの副作用が認められるため注意が必要となる。

（2）局所麻酔薬

リドカインの静脈注射・点滴（リドカイン1～2mg/kgを生理食塩水100mLで稀釈して30～60分かけて投与する）が行われる。2％キシロカイン®3mLを用いることが多い。1930年代，鼻手術で局所麻酔薬を使用した際に患者の耳鳴が軽減したことから耳鳴治療に用いられていた。耳鳴が軽減した機序はNa^+チャネルの遮断作用による中脳レベルでの耳鳴の神経放電抑制現象と考えられている[6]。リドカインの静脈投与は60％以上の症例で効果があるとされている。しかし，効果は一過性であり，ほとんどの症例で持続時間は24時間以内と超短時間であるため一般臨床に用いる治療法にはなっていない[1]。このため耳鳴でパニックに陥ったり，一時的にでも耳鳴を軽減させたい場合など，症例は限定されている。

（3）向精神薬（睡眠薬，抗うつ薬，抗不安薬）

耳鳴と不眠は密接な関係があるとされており，耳鳴の影響でなかなか眠れない，または中途覚醒後の再入眠の際に耳鳴が気になるといった訴えは少なくない。耳鳴患者の愁訴を検討した報告では不眠が最も多く，耳鳴患者の主観的な睡眠の質を評価したところ7割以上の症例で睡眠障害ありと判定されている[7]。そして耳鳴によると考えられる不眠が不安や抑うつ気分の増悪につながり，さらに耳鳴の苦痛度を高めるという悪循環が形成され，耳鳴症状をさらに深刻なものにしてしまうと考えられる。そのような場合に睡眠薬を投与することは，耳鳴に対する直接的な治療とはならないが，耳鳴症状を改善傾向に導く可能性があると考えられる。ただし，耳鳴患者に対する睡眠の改善のためには，一般的には静寂を避けるなどの生活指導が重要であり，睡眠薬は頓服として使用することが基本となる。

睡眠薬としてはベンゾジアゼピン系，非ベンゾジアゼピン系薬剤が第一選択となる。ベンゾジアゼピン系薬剤は抗不安作用，催眠作用などを有し，不安，不眠をコントロールする薬剤としても使用されている。薬剤の選択においては，睡眠障害のタイプを考慮する必要がある。一般的には，耳鳴で寝つけないような入眠障害に対しては超短期〜短期作用型を，中途覚醒や熟眠障害に対しては短期〜中期作用型を選択すると効果的であるとされている。また，作用機序の異なる薬剤としてメラトニン受容体作動薬のラメルテオンがある。睡眠，覚醒リズムを調節して自然な眠りを導く薬剤であり，単独あるいは他剤との併用で耳鳴患者への有効性が示されている[8]。

　耳鳴患者の半数以上に不安傾向やうつ傾向など心理的問題があり，重症耳鳴患者にうつ病が合併することはよく知られている。このため，抗うつ薬が治療として用いられることがあるが，その効果は耳鳴に直接影響するのではなく，合併する不安やうつ状態の治療を介していると考えられる。抗うつ薬による治療は，耳鳴に対し中等度の改善を認めてはいるが，耳鳴の性質あるいは強さに対する変化というよりも，うつと不安に対する制御が主であるとされており，耳鳴を改善するという報告と，改善するにはエビデンスが不十分とする報告が混在している。一方で選択的セロトニン再取り込み阻害薬(selective serotonin reuptake inhibitor：SSRI)は，耳鳴の伝達を直接阻害し，耳鳴症状を改善するとの仮説がある。聴覚路にはセロトニン受容体が豊富であることなどがこの仮説を支持するものだが，検討はまだ不十分とされている[7]。SSRIは従来の抗うつ薬に比べて抗コリン作用が弱く，それに伴う副作用が少ないのが利点である。すべての耳鳴患者に有効というわけではないが，うつ・不安を合併する耳鳴患者はSSRIの投与により耳鳴苦痛度が改善する可能性があり，その耳鳴苦痛度の改善はうつ・不安の軽減と関連することが示唆されている[4]。

文献
1) 小川　郁：Audiol Jpn. 2018；61(1)：50-6.
2) 坂田俊文：耳鼻・頭頸外科. 2018；90(2)：116-21.
3) 新田清一：耳鼻・頭頸外科. 2017；89(9)：682-9.
4) 小川　郁：聴覚異常感の中枢性制御. 聴覚異常感の病態とその中枢性制御. SPIO 出版, 2013, p133-53.
5) Tunkel DE, et al：Otolaryngol Head Neck Surg. 2014；151(2 Suppl)：S1-40.
6) 三輪　徹, 他：ENTONI. 2016；190：6-13.
7) 大石直樹, 他：ENTONI. 2017；210：91-4.
8) 和田哲郎：ENTONI. 2015；186：19-24.

第4章 予防

1 大きな音を避ける
2 難聴をきたす薬の処方を避ける
3 ストレスを避ける

1 大きな音を避ける

佐藤宏昭

1 騒音の身体への影響は？

騒音は日本工業規格（Japanese Industrial Standards：JIS）では"望ましくない音。たとえば，音声，音楽などの伝達を妨害したり，耳に苦痛，障害を与えたりする音"と定義されている。よく知られているように騒音は環境基本法で定められた公害のひとつであり，騒音レベルが55dB以上になると夜間覚醒を引き起こし，睡眠障害の原因となる。騒音による身体への影響は**表1**のように様々なものがあるが，音の大きさが一定のレベルを超えると聴覚障害（難聴）をきたす[1]。難聴は原因となった音の大きさと曝露時間により急性と慢性に分類され，前者は強大音によって短時間で起こる急性の難聴で，音響外傷あるいは急性音響性難聴が該当し，後者は5～15年以上の長期間騒音にさらされたことによって起こる騒音性難聴である。120dBを超える音

表1 ◐ 騒音による身体への影響

騒音の大きさ dB（A）	身体への影響		
30～65			
65～85	心理的影響 　気分がイライラ 　休息や睡眠の妨害 　思考力の低下　等	生理機能への影響 　交感神経緊張 　心血管系への影響 　唾液・胃液の減少　等	
85～			聴覚への影響（難聴） 　音響外傷 　急性音響性難聴 　騒音性難聴

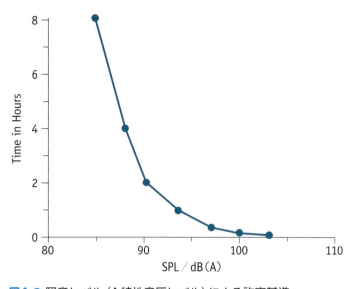

図1 騒音レベル（A特性音圧レベル）による許容基準

（文献2より改変）

は，直ちに不可逆的な難聴を起こす危険性があり，爆発音やタッピングマシーンなど衝撃音の許容上限は140dBである。85dB（A）以上，8時間/日の慢性的な騒音曝露は不可逆的な感音難聴をきたし，ほとんどが騒音性職場で生ずるため職業性難聴とも呼ばれる。医療現場でもこれまでに騒音を発生する医療機器を扱う診療科，具体的には歯科のエアードリルや超音波スケーラ，整形外科のエアードリル，キャストカッター，ミニドライバー，エアーソーなどによる騒音が注目され議論されてきた[2]。

　騒音による聴覚障害は，一定時間に耳が受けるエネルギーの総量（音の強さと曝露時間）と相関している。騒音性職場における許容レベルは，わが国を含む多くの国で85dBの音を1日に8時間以内と規制されている。音のエネルギーは"音の強さ×曝露時間"であるため，曝露時間が半分になれば，音の強さは2倍に増加してもよい。なお，騒音レベルは対数表示になるため，3dBの増加でエネルギーは2倍となり[3dB倍時間（3dB exchange rate）]，4時間の曝露であれば88dBまでが許容限界となる（**図1**）。

2　MP3プレーヤー，スマートフォン，ヘッドホンの影響は？

　従来，騒音性難聴をきたすような大きな音に長期間さらされるという環境は職業性のものがほとんどで，"騒音性難聴＝職業性難聴"であった。しかし，近年の音響機器

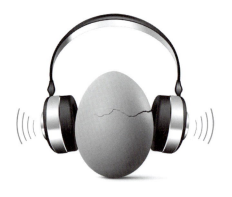
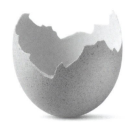

図2 ● WHOによるヘッドホン難聴への警鐘（2015） （文献6より引用）

　性能ならびに携帯性の向上に伴い，一般の生活の中でも以前より手軽に大きな音を長い時間聞くことが可能になり，若年層における非職業性騒音性難聴が大きな問題となってきた[1)3)]。このような携帯音楽プレーヤー（personal music player）による健康被害の危険性については2008年，EUの科学委員会（Scientific Committee）が警鐘を鳴らしており，その報告書もHP上に公開されている[4)]。音楽等，本人にとって好ましい音を聞く場合であっても，やはり負荷が大きすぎれば難聴を起こす危険があり，長時間，繰り返し強大音を聞く生活習慣による難聴発症のリスクを，様々な機会を通して啓発していく必要性が強調されており[1)5)]，2015年に世界保健機関（World Health Organization：WHO）はヘッドホン難聴に警鐘を鳴らす目的でinternational ear care dayを制定した（図2）[6)]。

3　WHOのアクションプラン―難聴の予防

　WHOは2017年の総会において"難聴の予防"をアクションプランに採択した。これを受けて日本耳鼻咽喉科学会は2017年に聴覚の重要性を訴える広報活動として"Hear well，Enjoy life（快聴で人生を楽しく）"の標語を作成し，2018年よりこの標語のもとに広報活動を行う方針としている。
　WHOのアクションプランには"小児の難聴の60％は予防可能"と明記されており，具体的には①難聴の原因となるウイルスに対するワクチン接種率や衛生基準の向上，②未治療の中耳炎に対する迅速な感染症対策に加えて，③予防可能な娯楽によ

る騒音（携帯音楽プレーヤー，ディスコ，クラブ，バー，コンサート，スポーツなど）の危険性認知と安全な聴取基準の啓発を挙げている[7]。現在，世界で10億人以上の若者（12～35歳）が携帯音楽プレーヤーを危険な音量で使用する，危険なレベルの騒音に曝露される娯楽の場（エンターテインメント施設）へ参加するなど，騒音性難聴をきたす危険にさらされており，またスマートフォンにヘッドホンを接続して音楽を聴取する若者も急増していて，さらに非職業性騒音性難聴のリスクは高まっていると警告している[6]。

文献

1) 一般社団法人日本耳鼻咽喉科学会産業・環境保健委員会，編：騒音性難聴に関わるすべての人のためのQ&A. 独立行政法人労働者健康安全機構茨城総合支援センター. 2018, p1-71.
2) 佐藤宏昭：JOHNS. 2008；24(6)：932-4.
3) Brookhouser PE, et al：Laryngoscope. 1992；102(6)：645-55.
4) Personal Music Players & Hearing-European Commission. 2008. [http://ec.europa.eu/health/scientific_committees/opinions_layman/en/hearing-loss-personal-music-player-mp3/index.htm]
5) Griest SE, et al：Am J Audiol. 2007；16(2)：S165-81.
6) World Health Organization：International Ear Care Day：3 March, International Ear Care Day 2015, Make Listening Safe. [http://www.who.int/pbd/deafness/news/IECD/en/]
7) WHO Documentation WHA70：A70/34. Action plan for prevention of deafness and hearing loss. [http://apps.who.int/gb/e/e_wha70.html]

2 難聴をきたす薬の処方を避ける

佐藤宏昭

1 薬剤性難聴を引き起こす薬剤

内耳（蝸牛，前庭・三半規管）に対して障害性を有する（耳毒性）薬剤によって引き起こされる難聴を薬剤性難聴と呼ぶ。主な症状は難聴，耳鳴，めまいである。代表的な薬剤にはフロセミド，エリスロマイシン，アスピリン，キニン，インターフェロンなど可逆的な障害をきたすものと，アミノ配糖体，白金製剤のように不可逆的な障害をきたすものとがある（**表1**）[1]。これまでに耳毒性との関連が報告された薬剤は100種類以上にのぼるが，代表的薬剤として，アミノ配糖体系抗菌薬，グリコペプチド系抗菌薬，マクロライド系抗菌薬，ループ利尿薬，サリチル酸系製剤，白金製剤，インターフェロン，キレート薬を取り上げる。また，近年服薬中の突発性難聴発症の報告事例が増えてきたPDE5阻害薬についても触れる。

表1 ◐ 難聴をきたしうる代表的な薬剤

可逆的	グリコペプチド系抗菌薬（バンコマイシン） マクロライド系抗菌薬 ループ利尿薬（エタクリン酸，フロセミドなど） 鎮痛薬（アスピリンなど）
不可逆的	アミノ配糖体系抗菌薬（ストレプトマイシンなど） 白金製剤（シスプラチンなど） 鉄キレート薬（一部可逆的）

1）アミノ配糖体系抗菌薬

アミノ配糖体系抗菌薬の耳毒性の強さは様々であるが，大別すると前庭への障害が強いもの（ストレプトマイシン，ゲンタマイシン，シソマイシン），蝸牛への障害が強いもの（カナマイシン，アミカシン，フラジオマイシン，ジヒドロストレプトマイ

シン），前庭・蝸牛とも障害するもの（ゲンタマイシン）に分けられる。これらの中で，ジヒドロストレプトマイシンは前庭障害が問題となっていたストレプトマイシンの副作用を軽減する目的で開発されたが，蝸牛障害が顕著で投薬を中止しても難聴が進行する例もみられたため，現在では販売中止となっている。

アミノ配糖体系抗菌薬による聴覚障害は4kHz以上の高音域の聴力低下に始まり，しだいに会話音域へと障害が及び，そのまま投与が継続されると高度難聴，さらには聾に至る。通常聴覚障害は不可逆的で，ほとんどの例で耳鳴が難聴に先行する。アミノ配糖体系抗菌薬による耳毒性の発症頻度は聴覚障害が20％，前庭障害が15％程度とみられている。耳毒性発現の機序は，アミノ配糖体系抗菌薬が鉄キレートとして作用し，内耳における活性酸素の産生を促進するためと考えられている。主な傷害部位は蝸牛の外有毛細胞である。

発症の危険因子には，①総投与量，高血中濃度，長期にわたる投薬，②高齢者，③腎不全，④既存の聴覚障害，⑤ループ利尿薬や白金製剤の併用，⑥アミノ配糖体系抗菌薬による難聴の家族歴，などが挙げられる。なお，アミノ配糖体系抗菌薬による難聴の一部には遺伝的素因が関与しており，アミノ配糖体系抗菌薬による難聴の17～30％にミトコンドリア遺伝子A1555G変異を認めるとされる[2]。この遺伝子変異を有していた場合，少量の投与でも難聴をきたしうる。ミトコンドリア遺伝子変異は母系遺伝するため，問診でアミノ配糖体系抗菌薬による難聴者の家族歴の有無を確認しておく必要がある。

2）グリコペプチド系抗菌薬

代表的なグリコペプチド系抗菌薬であるバンコマイシンは古い薬剤であるが，1980年代以降メチシリン耐性黄色ブドウ球菌（methicillin-resistant *Staphylococcus aureus*：MRSA）感染の増加に伴い近年は使用量が急増している。バンコマイシンによる聴力障害は，1958年Geraci JEらの報告からこれまでに数多くなされているが，不可逆的な聴力障害の報告はほとんどがアミノ配糖体系抗菌薬との併用例である。単独投与による不可逆的な聴力障害の報告は稀であるが，髄腔内への単独投与により両側聾となった例が報告されている。一般にバンコマイシン単独投与による聴力障害の特徴は耳鳴および高音部の聴力障害で，可逆的なものが多いとされ，耳毒性発現の危険因子として腎不全が挙げられている。一方，投与量と聴力障害の有無には明らかな相関がなく，多くの動物実験においても耳毒性は確認されていないため，バンコマイシン単独投与による耳毒性の機序は不明である。現在はバンコマイシン単独投与による聴力障害は稀で，アミノ配糖体系抗菌薬の耳毒性を増強する作用があるものと考えられている。しかし最近の報告では，投与前後の聴力検査で89例中12％と高率に聴

力障害を認めたとするものもみられる。可逆的か不可逆的かの検討はなされていないが，53歳未満では0%であるのに対して，53歳以上では19%に認められており，年齢が耳毒性発現の危険因子であることが示唆されている。

3) マクロライド系抗菌薬

エリスロマイシンは1952年に導入され，広く使われてきたが，初めて副作用として難聴が報告されたのは1973年と遅い。その後は数多くの報告がみられ，広く知られるようになった。経口，静注いずれの投与経路でも生じるが，静注のほうがリスクは高く，高齢者や肝不全，腎不全を有する例，4g／日を超える高用量投与などで起こりやすい。症状としては難聴のほかに耳鳴，時にめまいがみられる。これらの症状は通常投薬中止後1～2週で消失する。しかし，不可逆性の内耳障害，すなわち難聴や耳鳴が残存する例もごく少数ながら報告がある。

肝臓移植後の患者に生ずるものでは免疫抑制剤（シクロスポリン）との相互作用と推測されているが，この場合も難聴は可逆的である。聴覚障害の特徴は①難聴の出現が投与量に依存すること，②難聴は全周波数にわたる水平性の感音難聴を呈することが多いが，一部高音障害型を呈するものもみられる，③ほとんどが可逆性であること，などが挙げられる。

予防のためのガイドラインとして，①高齢者や肝・腎疾患を有する例には治療開始前の聴力検査を行う，②他の耳毒性を有する薬剤との併用を避ける，③腎機能の低下した例には投与量を1.5g／日以下とする，などが提案されている。難聴をきたす機序は不明であるが，聴覚伝導路を含む中枢神経系への影響も示唆されている。

アジスロマイシンは新しく開発されたマクロライド系抗菌薬であるが，エリスロマイシンと同様に耳毒性を有している。多くは可逆性であるが，エリスロマイシンよりも聴力の回復には時間がかかり2～5週を要する。稀に不可逆性の内耳障害をきたす。動物実験ではアジスロマイシンと同様クラリスロマイシンでも可逆性の聴力障害を示すことが報告されているが，耳毒性の機序はまだ明らかとなっていない。

4) 白金製剤

シスプラチンの合成は1845年と古いが，1965年に抗菌作用，その後1969年に抗腫瘍作用を持つことが発見され，新規薬剤としての開発が進められた。1978年に抗腫瘍薬としてカナダ，米国で承認され，わが国では1983年に承認されている。聴覚障害の発現に関しては第2相臨床試験で確認されており，実地臨床で使われるようになってからは数多くの報告がなされている。通常，聴覚障害は高音漸傾型，左右対称性の感音難聴を呈し，しばしば耳鳴を伴い，不可逆的であり，進行することもある。

投与中止後にも進行する理由として，血中蛋白と結合したシスプラチンが投与中止後6カ月を経過していても体内に残存しているためと考えられている。

耳毒性の機序は内耳における活性酸素種の産生増加を介した細胞傷害，細胞死によるものと考えられている。血管条，外有毛細胞が障害され，ついで内有毛細胞に障害が及ぶが，最も障害を受けやすいのは基底回転の外有毛細胞である。聴覚障害の頻度は報告により幅があるが，特に小児で発症率が高く，60%にみられるとする報告が複数ある[3, 4]。耳毒性発現の危険因子としては，①総投与量（200mg/m^{2}以上）や投与回数，②年齢，③放射線治療の照射野に聴器が含まれる，④アミノ配糖体系抗菌薬の併用，⑤腎不全，などが挙げられる。

カルボプラチンは新しく開発された白金製剤で，シスプラチンよりも腎毒性，耳毒性ともに少ないとされていたが，聴覚障害は小児で82%，成人の大量投与で12%とする報告もある[5]。

5 アスピリンなどのサリチル酸系製剤

アスピリンは合成された初めての医薬品で，現在も広く用いられているサリチル酸系消炎・鎮痛薬である。耳毒性については，19世紀の開発直後より難聴，耳鳴の報告がなされており，通常耳鳴が難聴に先行し，時にめまいを伴うことがある。難聴の程度は軽度から中等度で左右対称，水平型ないし軽度の高音漸傾型感音難聴を示す。症状の発現は投与量に依存し，1日3g以上の投与で出現しやすくなり，血中濃度が11mg/dLで12dB，20～50mg/dLで30dBに達するとされるが，投薬を中止すると症状は速やかに消失する。

動物実験では，全身投与されたアスピリンは速やかに蝸牛外リンパへ移行し（血中の25～33%），外有毛細胞やらせん神経節細胞周囲に分布することから，傷害部位は蝸牛にあると考えられている。実際，動物実験において複合活動電位（action potential：AP），蝸牛マイクロフォン電位（cochlear microphonics：CM），耳音響放射は減少し，ヒトにおいても補充現象は陽性を示し，難聴出現時の耳音響放射の減少と，投与中止後の聴力回復に伴う耳音響放射の出現が確認されている。様々な動物実験から，可逆的な内耳障害には内耳の生化学的な変化による外有毛細胞の物理的特性の変化や，内耳血流の低下が関わっていることが示唆されている。

一方，耳鳴に関してはアスピリン投与後に下丘では自発放電の増加が認められるが，第一次聴覚野では認められないことから，聴覚中枢路も関与すると推測されている。

サリチル酸系製剤以外にもナプロキセンなどの非ステロイド性抗炎症薬や，アセトアミノフェンなどの解熱鎮痛薬で難聴をきたしたとの報告がある。これらの中には不可逆的な難聴もあり，人工内耳が必要となった重度難聴例の報告もみられる。

6) インターフェロン

　インターフェロンは，1954年に長野らによって発見された抗ウイルス作用を有する蛋白である。α，β，γの3種が知られており，臨床的には主にB型，C型慢性活動性肝炎の治療にインターフェロンα，βが用いられている。様々な副作用が報告されているが，耳鼻咽喉科領域の主な副作用は難聴，耳鳴でめまいを伴うこともある。聴覚障害の特徴は，投与開始から症状発現までの期間が1～6カ月と長いものが多く，8kHzを中心とした高音障害型の軽度難聴を示し，聴力検査上悪化があっても自覚していないことも多い。また，他の薬剤性難聴と異なる点は一側性が多いことである。予後は良好で特に治療の必要はなく，インターフェロンの投与継続中または投与中止後速やかに改善するが，稀に不可逆的な高度難聴をきたすこともあり注意を要する。

　聴覚障害の発現頻度を調べたこれまでの前向き試験では，16～43.8%と高いものから，まったく認めなかったとするものまであり一定していない。一般には稀な副作用とみなされており，発症頻度は1%程度で，インターフェロン投与を受けていない患者における急性感音難聴の発症頻度とそれほど変わらないとする報告もある。聴力障害のメカニズムは不明であるが，外有毛細胞への直接の傷害，血小板減少などによる内耳の微小循環障害，自己免疫機構の異常などの可能性が挙げられている。

7) ループ利尿薬

　多くのループ利尿薬は耳毒性を有しており，臨床で最もよく使われているエタクリン酸，フロセミド，ブメタニドなどはいずれも耳毒性を有する。エタクリン酸はフロセミドやブメタニドに比べ耳毒性が強く，フロセミドよりも発症は緩徐であるが，回復までに時間を要する。通常，静注後数分で一過性の感音難聴として発症し，耳鳴を伴い24時間以内に消失する。発症頻度は6～7%と見積もられており，難聴は一般に高音部に著しく，時にめまいを伴う。発症の危険因子としては，①大量投与，②静注速度，③腎不全，腎移植後，④アミノ配糖体系抗菌薬の併用，が挙げられている。

> **要注意**
>
> 1) 腎不全や腎移植後の患者への大量投与，アミノ配糖体系抗菌薬の併用では不可逆的な聴力障害を生じやすい。
> 2) アミノ配糖体系抗菌薬がループ利尿薬に先行して投与された場合，内耳障害は相乗されるため，可能な限りアミノ配糖体との併用は避ける。

　聴力障害の機序は，主に血管条におけるアデニル酸シクラーゼやG蛋白の阻害による外リンパ-内リンパのイオン勾配の変化が血管条の浮腫をきたし，これらの変化に

伴い，蝸牛内直流電位の低下，複合活動電位閾値の上昇をきたすためとされている。

8) 鉄キレート薬

鉄キレート薬はサラセミア，鎌状赤血球貧血，骨髄異形成症候群，再生不良性貧血などの貧血症で定期的な輸血を要する場合に，鉄過剰症によるヘモクロマトーシスを予防するため使用される。代表的な鉄キレート薬であるデフェロキサミンには古くから耳毒性のあることが知られている。聴覚障害の特徴は4kHz以上の高音域の障害で，一側性ないし両側性の感音難聴を呈する。聴覚障害の発現頻度は20～56％にみられ，投薬量の減量ないし一時的な中止によりその33～50％は回復するが，過半数は投薬を中止しても回復しない。

耳毒性の機序としては，大量投与を行った動物実験でAPやCMの減少，外有毛細胞の消失がみられることから外有毛細胞の傷害と考えられている。

要注意

1) 聴覚障害発症の危険因子として投薬量と血中フェリチン濃度が挙げられている。
2) 聴力障害の予防のためには，1日の投与量が50mg/kgを超えないこと，血中フェリチン濃度は2,000ng/mL以上を保つことが必要である。一方，投薬期間と発症との関連はないとされる。

---

9) PDE5阻害薬

ED治療薬であるPDE5阻害薬は，内服を契機に突発性難聴を発症する事例が報告されている。米国での発症例が最も多いが，Khanらが2011年に発表した論文[6]によると薬剤との関連が疑われる事例は47例あり，報告例は北米だけでなく，ヨーロッパ，南米，オセアニア，東アジアと広範囲にわたっている。国内からの報告は最近までみられなかったが，2017年に林らによってわが国初の症例が報告された[7]。PDE5阻害薬はED，肺高血圧症，前立腺肥大の治療にも用いられており，国内ではシルデナフィル（バイアグラ®），バルデナフィル（レビトラ®），タダラフィル（シアリス®，ザルティア®）の3剤が認可されている。突発性難聴の事例は，いずれの薬剤服用例にもみられ，薬剤添付文書にも頻度不明な感覚器の副作用として突発性難聴の疾患名が明記されている。予後は通常の突発性難聴と同様に治癒，改善，不変いずれの報告もみられるが，治療内容や予後の明記された報告は少なく，有効な治療法や聴力予後はまだ明らかにされていない。

発症機序は解明されていないが，cyclic guanosine monophosphate（cGMP）の上昇に関連していると想定されている。phosphodiesterase（PDE）はcGMPを

分解する酵素であるため，PDE5阻害薬を投与すると体内のcGMP濃度は上昇する。PDE5阻害薬の投与により，内耳内でNOやcGMPの濃度が上昇すると，MAPキナーゼ経路の活性化やNFκBの発現亢進を引き起こす。NO濃度の上昇，MAPキナーゼの活性，NFκBの活性化は内耳障害を惹起すると考えられており，突発性難聴を発症しやすい状況にあると言える。ただ，動物実験では内耳障害あり，なし，逆に内耳障害の抑制効果あり，など様々で一定の見解は得られていない[7]。

2 薬剤性難聴の診断は？

耳毒性を有する薬剤の使用の有無を問診で確認することが最も大切である。感染症（アミノ配糖体系，グリコペプチド系抗菌薬，マクロライド系抗菌薬），特に結核（ストレプトマイシン）の有無，高血圧（ループ利尿薬），関節痛や頭痛（アスピリンなどのサリチル酸系製剤），悪性腫瘍（白金製剤），慢性肝炎（インターフェロン），定期的な輸血を要する貧血（鉄キレート薬）の有無などの既往歴について確認する。アミノ配糖体系抗菌薬が投与されている場合，家族性ストレプトマイシン難聴の家族歴の有無も聴取しておく必要がある。一般に難聴は両側性，対称性を示すことが多いので，一側性か両側性かの確認も大切である。また，アミノ配糖体系抗菌薬やアスピリンでは，難聴の出現以前に耳鳴を訴えることが多く，早期診断を行う上で耳鳴の有無の確認は重要である。アミノ配糖体系抗菌薬のうち，ストレプトマイシンの耳毒性は主に前庭障害として発現しやすく，ジャンブリング現象（歩行時に物が上下に揺れるように感じる）の有無についても確認しておく。

問診に引き続き，聴力検査や平衡機能検査を行う。標準純音聴力検査では通常，両側性，対称性，高音障害型の感音難聴を示す。また，外有毛細胞から障害されることが多いため，純音聴力検査における難聴発現に先行して耳音響放射〔(distortion product otoacoustic emission：DPOAE) や (transiently evoked otoacoustic emission：TEOAE)〕に異常のみられる例が多いとされ，早期診断には有用と思われる。アミノ配糖体系抗菌薬による前庭障害は予測が困難で，総投与量との関連も明確ではないが，ストレプトマイシン使用例では，平衡機能検査，特にカロリックテストが有用であり，両側前庭機能低下（canal paresis：CP）は診断的価値が高い。

3 治療や予防は？

アミノ配糖体系抗菌薬や白金製剤による難聴は不可逆性であり，確立された治療法はないため以下に記載した予防が大切となる。

1. 必要最小限の投与量にとどめ，投与前の聴力検査と投与中の定期的な聴力検査（アミノ配糖体系抗菌薬は1〜2週に1回，白金製剤では週1回が望ましい）を行い，耳鳴や難聴が出現した時点で投薬を中止ないし変更する。
2. アミノ配糖体系抗菌薬や白金製剤では，投与中止後も難聴が進行することがあり，投与中止後の聴力検査（3〜6カ月）も必要である。また，これらの薬剤では強大音暴露による音響障害を生じやすいので，投与中止後6カ月間は騒音環境を避ける。
3. 不可逆的な難聴の治療は，難聴の程度に応じて補聴器あるいは人工内耳で対応する。

文献
1) 佐藤宏昭：JOHNS. 2006；22(12)：1715-8.
2) 佐藤宏昭：薬剤性難聴．よくわかる聴覚障害—難聴と耳鳴のすべて—．小川　郁，編．永井書店，2010, p224-30.
3) DeConti RC, et al：Cancer Res. 1973；33(6)：1310-5.
4) Bokemeyer C, et al：Br J Cancer. 1998；77(8)：1355-62.
5) Parsons SK, et al：Bone Marrow Transplant. 1998；22(7)：669-74.
6) Khan AS, et al：Laryngoscope. 2011；121(5)：1049-54.
7) 林　祐志，他：耳鼻臨床．2017；110(8)；505-9.

3 ストレスを避ける

佐藤宏昭

1 ストレスと難聴，耳鳴

　突発性難聴は原因不明な急性感音難聴の代表的疾患であるが，1971〜1973年に行われた全国疫学調査（1,693例）によると，発症に誘因ありとの回答は27.9％にみられた。これらの誘因の中で精神的疲労，肉体的疲労の頻度はそれぞれ10.4％，12.7％と報告されている[1]。また，低音部に限局した急性感音難聴を特徴とする急性低音障害型感音難聴ではさらに頻度は高く，「発症前の状況」では精神的疲労（52.2％）が最多で，ついで睡眠不足（42.7％），肉体的疲労（40.6％）と続き，ストレスのある状況下での発症が多い[2]。突発性難聴，急性低音障害型感音難聴のいずれも原因は不明な疾患であるが，肉体的・精神的ストレスは誘因のひとつに挙げられている。

　一方，耳鳴に関してはストレスが耳鳴の増悪因子として広く認識されており，米国聴覚医学会（American Academy of Audiology：AAA）の耳鳴診療ガイドラインには「ストレスは耳鳴を悪化させ，耳鳴をストレスの多いものにしうる」と明記されている[3]。ストレスが耳鳴を悪化させる機序として，ノルエピネフリンの分泌増加を介して内耳有毛細胞に影響するという説と神経系を介して影響を与えるとする説の両者が想定されている[4]。内耳の感覚細胞は豊富なオリーブ蝸牛束の遠心性線維で神経支配されており，これが蝸牛有毛細胞の機能に影響し，さらには内耳リンパの容積にも影響する可能性があると考えられている[4]。また，蝸牛有毛細胞近傍には多数の交感神経線維が集結しているため，ストレスによる交感神経の緊張により，これらの神経線維から分泌されたノルエピネフリンが有毛細胞の機能や感度を修飾する可能性も推測されている。古い報告ではあるが，実際に交感神経切断術がMénière病患者の耳鳴の改善に有効であったとの報告もみられる[5]。

2 精神的・肉体的ストレスへの対処

　急性低音障害型感音難聴は突発性難聴と異なり，しばしば聴力の変動や再発を繰り返し，一部は経過中に回転性のめまい発作を伴い，典型的なMénière病へ移行する。本疾患では蝸電図，カロリック試験，admittance tympanometry，3T-造影MRIなど様々な検査で，Ménière病と同様に内リンパ水腫に特有の所見が高率に認められる。ストレスはMénière病のめまい発作の誘因と考えられており，実際にMénière病患者では血中コルチゾールやバゾプレッシンなどのストレスホルモンが高値を示すことが知られている[6]。急性低音障害型感音難聴においてもバゾプレッシンはMénière病と同様に高値を示すことが報告されており，避けられるストレスは避けるということがこれらの疾患の難聴・耳鳴の予防につながる。とは言っても，ストレスは避けられるものばかりではないため，避けられない場合は，バイオフィードバック療法を用いたストレス緩和や自己催眠による自律訓練法などで対処するのがよい[3]。

文献
1) 村上　泰, 他：疫学調査研究. 厚生省特定疾患「突発性難聴」調査研究班昭和49年度研究報告書. 1975, p9-28.
2) 川島慶之, 他：Audiol Jpn. 2006；49(4)：373-80.
3) American Academy of Audiology：Audiologic Guidelines for the Diagnosis and Management of Tinnitus Patients. Audiology Today. 2001；13(2). [https://www.audiology.org/publications-resources/document-library/audiologic-guidelines-diagnosis-management-tinnitus-patients]
4) Horner KC：Neurosci Biobehav Rev. 2003；27(5)：437-46.
5) Garnett Passe ER：Proc R Soc Med. 1951；44(8)：760-72.
6) 堀井　新：Equilibrium Res. 2016；75(2)：33-40.

第**5**章　難聴・耳鳴を
　　　　 診療するにあたって
　　　　 押さえておきたいこと

1 耳鳴は治らないのか?
2 間違いない補聴器の選び方
3 難聴と認知機能
4 人工内耳
5 骨導インプラントと人工中耳

1 耳鳴は治らないのか？

1 慢性持続性耳鳴の長期予後

佐藤宏昭

耳鳴は「外部からの音刺激がないのに音や雑音を感じる状態」と定義されるが，主観的な症状であるため定義の仕方によってその頻度は大きく変わる。たとえば無響室など静かな環境では，耳鳴のない正常聴力の成人で約8割が耳鳴様の音 (tinnitus-like phantom sounds) を聴取することが知られている[1]。一般に，日常生活の中で慢性的な持続性耳鳴を有する頻度は50歳以下の全成人の15.1%[2]～29.8%[3]と高く，70歳頃までは年齢とともに増加する傾向がみられるが，日常生活に支障をきたすような重症とみなせる耳鳴の頻度はこれより低く，0.5～1%程度[2]と見積もられている。このように慢性持続性耳鳴の罹患頻度は高いことが知られているが，長期的な予後に関する大規模な疫学調査はほとんどみられない。ここでは，これまでに報告されたいくつかの長期追跡調査について述べる。

---

1 自然によくなることはあるのか？

Rubinsteinらが高齢 (70歳) の耳鳴患者を対象として5年後 (75歳)，9年後 (79歳) に行った追跡調査によると，男性は39%，女性は58%で耳鳴が減弱しており，自然軽快する率はかなり高い[4]。また，3,753人の成人 (48～92歳) を対象とした大規模な疫学調査によると，初回の調査における耳鳴の有病率は8.2%で，5年後に2,800人について追跡調査を行った結果，233人の軽度～重度耳鳴のうち105人 (45.1%) は自然に改善しており，この105人中45人 (42.9%) で耳鳴は完全消失していたと報告されている[5]。

現時点で慢性持続性耳鳴に有効性のエビデンスが得られた治療薬はなく，一般的には"治らない"という言い方をしてしまいがちだが，5年，10年という経過でみると自然治癒は決して稀ではない。

2 どのような耳鳴が治りやすいのか？

耳鳴の持続が短く（6カ月未満），年齢の低い症例が最も治癒しやすいが，このような急性耳鳴においては全症例の28％が自然治癒したとの報告がある[6]。

3 音響外傷による慢性持続性耳鳴の長期予後は？

強大音に曝露される職種のひとつに軍隊が挙げられるが，射撃による音響外傷後の耳鳴を退役時に訴えていた軍人を対象とした長期追跡調査の結果が報告されている[7]。この報告によると101人のうち10年後の聞き取り調査で，66人は耳鳴が持続していたが，35人（34.7％）で耳鳴は消失していたと述べている。

> **要注意**
>
> 慢性持続性耳鳴が治りにくいのは事実であるが，耳鳴を訴え受診する患者は"一生このままなのか"という不安を抱いている。長期的に見ると慢性持続性耳鳴には経過中の変動がしばしばみられ，軽減，消失する例も少なくない。耳鳴の訴えに対して，"治らない"と突き放すのではなくこのような情報を提供することも患者の不安を軽減する意味で大切である。

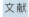文献
1) Del Bo L, et al：Otolaryngol Head Neck Surg. 2008；139(3)：391-4.
2) Erlandsson SI, et al：Br J Audiol. 2000；34(1)：11-20.
3) Adams PF, et al：Vital Health Stat 10. 1999；(200)：1-203.
4) Andersson G, et al：Arch Otolaryngol Head Neck Surg. 2001；127(2)：175-9.
5) Nondahl DM, et al：J Am Acad Audiol. 2002；13(6)：323-31.
6) Nyenhuis N, et al：Cogn Behav Ther. 2013；42(2)：127-38.
7) Mrena R, et al：Audiol Neurootol. 2002；7(2)：122-30.

1 耳鳴は治らないのか?

2 他覚的耳鳴の治療法と予後

佐藤宏昭

1 拍動性耳鳴と他覚的耳鳴

耳鳴とは，"明らかな体外音源がないにもかかわらず感じる異常な音感覚"と定義され，大きく拍動性耳鳴と非拍動性耳鳴に分けられる[1]。前者は耳鳴全体の10〜15%と少なく，後者が大部分を占めており，そのほとんどは自覚的耳鳴で一部が他覚的耳鳴（ミオクローヌス，顎関節症など）である。拍動性耳鳴は非拍動性耳鳴に比べ頻度は低いが，その約70%が他覚的に聴取されるため[2]，診断にあたっては頸部，頭部の聴診が欠かせない。また，拍動性耳鳴では画像診断（MRI，MRA，CTなど）の有用性が高く，70〜85%で原因疾患が特定される。拍動性耳鳴の原因となる動静脈瘻，頸動脈狭窄，鼓室型グロームス腫瘍，微小血管圧迫症候群，特発性頭蓋内圧亢進症，高位頸静脈球症，S状洞憩室などの多くは治療により症状の消失が期待できるため，原因疾患に対する知識と適切な鑑別診断が大切である。

2 他覚的耳鳴の病態

主な他覚的耳鳴は血管，血流に起因する拍動性耳鳴と筋の収縮に起因する非拍動性耳鳴である。拍動性耳鳴には動脈性と静脈性の両者があり，前者の原因疾患には頸動脈狭窄，動静脈奇形，動静脈瘻，硬膜動静脈瘻，動脈瘤，内頸動脈走行異常，グロームス腫瘍，特発性脳圧亢進症など，後者には高位頸静脈球，静脈洞閉塞，Chiari奇形，特発性脳圧亢進症などが挙げられる。一般に動脈性の場合は心拍動に一致し，静脈性の場合は呼吸運動に同期する。特発性脳圧亢進症ではvenous hum，拍動性耳鳴の両者がみられる。動脈性拍動性耳鳴をきたす疾患の中で，約27%と最も多い疾患は硬膜動静脈瘻である[3]。さらにグロームス腫瘍，髄膜腫などの腫瘍性疾患や特発性・

続発性脳圧亢進にもみられる。

筋性耳鳴には，顔面痙攣に伴うアブミ骨筋の収縮によるものと口蓋筋，鼓膜張筋，アブミ骨筋などのミオクローヌスによるものとがある。カチカチという耳鳴の訴えが多く，オトスコープを使わなくても聴取できることが多い。拍動とは一致せず，鼓膜や軟口蓋に不随意運動が認められれば診断は容易である。耳管腔の離着音が原因となることもあり，この場合は鼻咽腔内視鏡で発声や嚥下などの動作との関連を観察するとよい。顎関節症によるクリック音は筋性ともみなせるが，持続性高調性耳鳴の頻度が対照と比べ有意に高いことも知られており，必ずしも筋性とは言い切れない。

3 他覚的耳鳴の治療法と予後

拍動性耳鳴は原因疾患がすべて治療可能とは言えないが，治療により根治が期待できる疾患も多い。鼓室型グロームス腫瘍は50〜82％に拍動性耳鳴が認められるが，完全摘出されれば通常耳鳴は消失する。図1は右難聴，拍動性耳鳴を主訴に当科受診となった右鼓室型グロームス腫瘍例の鼓膜所見である。鼓膜から透見される赤色腫瘍がグロームス腫瘍で，摘出術後に拍動性耳鳴は消失している。

また，高位頸静脈球や動静脈瘻では塞栓術，動静脈奇形では摘出ないし塞栓術で治癒が期待でき，良性頭蓋内圧亢進症でも利尿薬やVPシャント術の効果は高い。図2に他覚的耳鳴にて受診した硬膜動静脈瘻例の塞栓術前後の血管造影所見を示す。下垂体静脈洞の濃染像（図2 矢頭b，c）は塞栓後に消失し（図2 矢頭a），拍動性耳鳴も消失した[4]。

一方，動脈瘤では位置，大きさ，年齢などでクリッピングの適応がないこともあり，内頸動脈走行異常も治療を行わず経過観察となることが多い。右内頸動脈走行異常のCT所見（矢頭）を図3に示す。拍動性耳鳴の症状は内頸動脈走行異常の30％にみられるが，出血や動脈瘤などの合併症がない限り原則的に治療は行わない。本例は鼓膜切開後の動脈性出血により救急搬送された症例で，拍動性耳鳴の症状はみられなかった。止血処置後に画像診断を行ったが，動脈瘤の形成はなかったため，治療は行わず終診とした。また，頸動脈狭窄の場合は，内膜剥離術を行っても耳鳴は残存することがある。

筋性の場合，顔面痙攣に伴うアブミ骨筋性のものでは筋腱の切断で消失する。ミオクローヌスもアブミ骨筋や鼓膜張筋に限局していれば筋腱切断により消失する。これに対して口蓋ミオクローヌスの場合は，薬物療法が主体となり症状のコントロールは難しいが，最近ではボツリヌス療法で効果があったとの報告がなされている。一方，稀ではあるが耳管の離着音が原因のものでは耳管隆起粘膜下へのシリコン注入で耳鳴

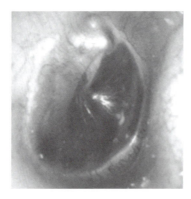

図1 ◐ 右鼓室型グロームス
腫瘍例の鼓膜所見

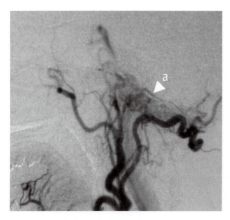
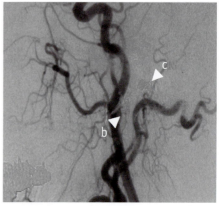

図2 ◐ 硬膜動静脈瘻例の塞栓術前後の血管造影所見 　　　　　　　（文献4より引用）

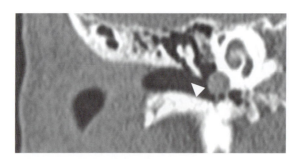

図3 ◐ 右内頸動脈走行異常例のCT所見

の消失が得られた例が報告されている[5]。

 1) Langguth B, et al：Algorithm for the diagnostic and therapeutic management of tinnitus. Textbook of Tinnitus. Møller AR, et al, eds. Springer, 2011, p381-5.
2) Sila CA, et al：Stroke. 1987；18(1)：252-6.
3) Waldvogel D, et al：J Neurol. 1998；245(3)：137-42.
4) 大河由佳, 他：耳鼻臨床. 2005；98(2)：95-8.
5) 田林徳昭, 他：耳鼻臨床. 1988；81(12)：1745-8.

2 間違いない補聴器の選び方

1 補聴器の種類と機能

亀井昌代

　補聴器は音を増幅して低下した聴力を補う機器であり，薬事法に定める管理医療機器（クラスⅡ）である．難聴者の聴力にあわせて音を大きくすることが基本的構造（図1）[1]であり，会話を最もよく理解できる大きさで聞かせることを目的とした機器である．

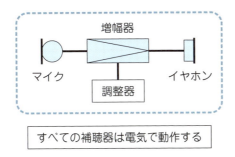

図1 ● 補聴器の基本構成　（文献1より改変）

1 補聴器の種類

　補聴器は特性や特徴により以下のように種々に分類される．

1）信号処理方法による分類

（1）アナログ補聴器
　マイクロホンから出力されたアナログ信号を増幅器でアナログ信号処理を行い，イヤホンから出力する．

（2）デジタル補聴器
　マイクロホンから出力されたアナログ信号をデジタル信号に変換（数値化）し，この信号に対して様々な信号処理を行い，アナログ信号に戻してイヤホンから出力する（図2）[1]．現在は補聴器の大部分がデジタル補聴器でアナログ補聴器はごくわずかである．

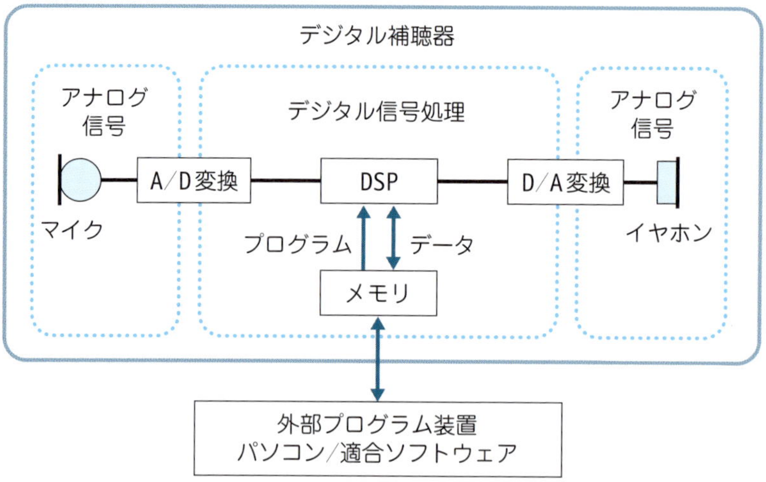

図2 デジタル補聴器の基本構成　　　　　　　　　　　（文献1より引用）

2) 音の伝導方法よる分類

(1) 気導補聴器

音が外耳道・中耳経由の通常の経路で伝わる補聴器である。

(2) 骨導補聴器

音が中耳経由の通常の経路を通らずに，蝸牛を含む骨構造を振動させる補聴器である。出力変換器は骨導振動子（トランスデューサー）で骨導振動子以外の補聴器部品は気導出力の補聴器と同じである（**図3**）。

(3) 軟骨伝導補聴器[2]

近年開発された補聴器である。音が中耳経由の通常の経路を通らずに，軟骨構造を振動させる補聴器である。出力変換器は振動子（トランスデューサー）で振動子以外の補聴器部品は気導出力の補聴器と同じである。

3) 補聴器の外観による分類

(1) ポケット型補聴器（図4）

操作が簡単で価格が安価であるが生活活動の邪魔になりやすい。

(2) 耳かけ型補聴器（図5）

ハウリングが生じにくく生活活動への支障が少ない。小型耳かけ型補聴器（receiver in the canal：RIC/receiver in the ear：RITE）もある。

(3) 耳あな型補聴器（図6）

目立ちにくく生活活動に支障がないが，高度以上の難聴では調整が難しい。

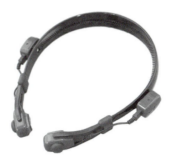
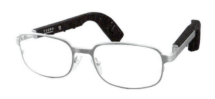

カチューシャ・ヘアバンド型　　　　　　眼鏡型

図3 ● 骨導補聴器の例
（スターキーシャパン株式会社ホームページより［https://www.starkeyjp.com/product/bone］）

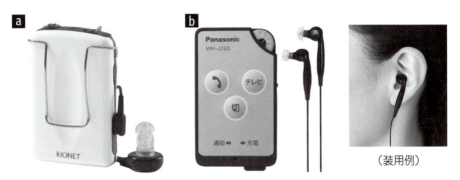

ポケット型　　　ポケット型（マイク位置が外耳道入口部位のポケット型）

図4 ● 気導補聴器・ポケット型補聴器の例
（a：リオン株式会社［http://www.rionet.jp/product/all/hearingaid/pocket/index.html］，b：パナソニックホームページ［https://panasonic.jp/hochouki/products/onwa/j2/］より）

(4) メガネ型補聴器（図3）

主に骨導型補聴器でメガネフレームのツル（テンプル部位）にマイク・増幅調整器が，先端部（先セル部）に骨導端子が組み込まれている。

4）その他

(1) クロス補聴器

一側性難聴に対する補聴システムである。難聴耳側周辺の音をマイクで集音し，通信システムを利用して非難聴耳で聞き取る補聴システムである。

(2) バイクロス補聴器

両側性難聴（一側耳は重度難聴）に対する補聴システムである。難聴耳（重度難聴）

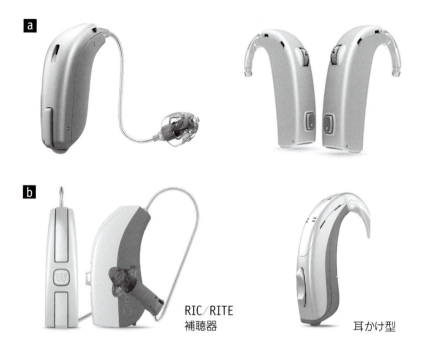

図5 耳かけ型補聴器・気導補聴器の例
（a：オーティコン [http://www.oticon.co.jp/solutions], b：ワイデックス株式会社ホームページ [https://japan.widex.com/ja-jp/hearing-aids/evoke] より）

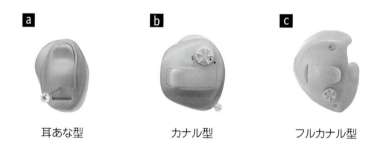

図6 耳あな型補聴器・気導補聴器の例
（リオネット補聴器ホームページ [http://www.rionet.jp/product/type/hole/index.html] より）

側周辺の音をマイクで集音し，通信システムを利用して軽・中等度難聴耳で聞き取る補聴システムである[3]（図7）。

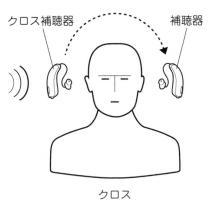 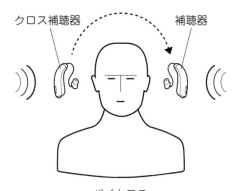

図7● クロス・バイクロス補聴器
バイクロスでは，補聴器が増幅も行っている
(ワイデックス株式会社ホームページ[https://japan.widex.com/ja-jp/hearing-aids/hearing-aid-accessories/widex-cros]より)

2 補聴器のデジタル機能

1) ノンリニア増幅

　入力音の強さに応じて増幅度を制御する増幅方法である。小さい音は大きく増幅し，大きすぎる音は増幅の割合を小さくする(図8)。

2) 帯域分割

　補聴器に入ってきた音(入力音)をいくつかの周波数帯域に分割して各種の信号処理とその増幅をチャネルごとに行い，再び音を合成する。バンドまたはチャネルと言われている。メーカーや価格により3〜48程度まであるが，中にはチャネルフリーというコンセプトのメーカーもある。症例が特殊な聴力型の場合，チャネル数が少し多いものを選択することが多いが，必ずしも多ければよいということではない。

3) 雑音抑制機能(表1)

　S[信号(語音)]/N(雑音)が大きくなるような処理方法である。
(1) 雑音抑制機能処理
　入力音を分析し，音声・定常雑音・非定常雑音などを識別して，雑音と認識した成

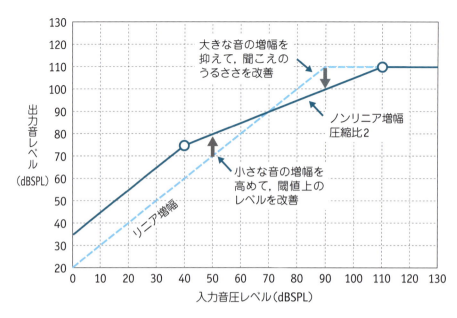

図8 ノンリニア増幅　　　　　　　　　　　　　　（文献1より引用）

表1 雑音抑制処理機能

	効果的な場面例	対策処理	組み合わせ効果・共通効果
1	エアコンの音，乗り物内の走行音等を低減	定常雑音，非定常雑音の低減	どの場所でも，会話している相手の音声を最優先して増幅する
2	交通騒音，機械音等を低減		
3	人の多い場所や騒がしい場所の周囲音を低減	指向性処理 正面以外の周囲の音を低減	
4	静かな場所での読書中，補聴器は自己雑音を下げて静になる	内部雑音の低減 エクスパンション 静かな環境では増幅度を下げて内部雑音を抑える	不快な音を低減して長時間の聴取による疲労を抑える
5	食器，紙，泣き声等の耳障りな音の成分を低減	衝撃音の低減	
6	風の強い場所，乗り物での風切り音を低減	風雑音の低減	

（文献1より引用）

分を低減する。周波数帯域別に増幅度を加減している。メーカーや機種により雑音抑制処理が異なる。内部雑音の低減，定常音の低減，変動する雑音を低減機能がある。

(2) 指向性処理

2つ以上のマイクを用いて入ってくる音のレベル差や時間差で雑音の方向を特定し，その方向の雑音のマイク感度を低減する。

(3) 衝撃音抑制機能

突発的な音が入力されたときに，音を感知し瞬時に利得を抑える機能である。

(4) 語音強調機能

語音のエンベロープにあわせて，瞬時に利得を変化させる機能である。メーカーにより処理方法が異なるので，理解した上で調整が必要である。

(5) その他

風切音低減機能などがある。

4) ハウリング抑制機能

ハウリングの音を感知し分析する。抑制する方法には，ハウリング周波数の増幅を低減する方法，ハウリング周波数をシフトする方法，ハウリング周波数の信号に対して逆位相のキャンセル信号を発生する（ハウリングキャンセラー）などがあり，処理能力や処理速度は補聴器メーカーや機種により少しずつ異なる。

5) 周波数変換機能

高い周波数音域の補聴の手段としての機能となる。周波数転移，周波数圧縮，条件つき周波数転移などの変換の方法がある[3]。高い周波数音域の入力音を低い周波数へシフトさせた上で増幅を行い，高い周波数の補聴を補う機能である。メーカーにより音処理の方法が異なるので，理解した上で患者に説明し調整していくことが必要となる。

6) 通信機能

(1) 2.4GHz帯の通信やブルートゥースなどの活用

①両耳補聴器間：片耳のボリュームやメモリ設定を変えることにより，反対側の補聴器の設定も同期する。一部のメーカーや機種では，左右の補聴器からの入力音の情報に基づいて増幅や指向性処理を調整し，電話を受けても両耳で聴取できるよう反対側の補聴器に伝送したり，後方からの音声を聴取できるようにしている。

②スマートフォン：一部の機種でリモコンと同様に，メモリや音量の調節ができる。

③補聴システム：テレビや電話など専用機器を中継し無線で補聴器に入力され，補聴器で増幅して聴取できる。

(2) GPS機能

補聴器に電源が入っている状況であれば，補聴器のある場所が特定できる。

7）その他の機能

自動音量調整機能，メモリ機能，データロギング（補聴器装用者の装用状況や音環境の記録を行い，補聴器調整に反映する）などがある。

8）その他

①おまかせ回路：一部のメーカーの機能である。電池のプラスとマイナスのどちらの方向に入れても補聴器が作動する。
②防水，撥水，防汗コート
③light-emitting-diode（LED）：補聴器が作動している時にLEDランプが光る補聴器がある。補聴器が作動しているかどうか第三者から確認できる。
④充電式補聴器：リチウムイオン式バッテリーを搭載し長時間の使用が可能となった。

補聴器の機能は前述のごとく種々あるが，メーカーにより機能の名称が異なるので注意が必要である。また，高度な機能が内蔵されている補聴器は価格が高額になる。したがって補聴器相談の際には，補聴器を装用する患者さんの音環境やニーズを確認して，補聴器の機能の提案が必要となる。

文献
1) 日本補聴器販売店協会：補聴器販売の手引き．日本補聴器販売店協会, 2016, p26-8.
2) 西村忠己：JOHNS. 2017；33(4)：481-4.
3) Dillon H（中川雅文監訳）：補聴器ハンドブック．原著第2版．医歯薬出版, 2017, p252-7.

2 間違いない補聴器の選び方

2 患者の聴力，ニーズを考慮した補聴器の選択

亀井昌代

　補聴器は音を増幅して低下した聴力を補う機器であり，難聴者の聴力にあわせて音を大きくすることが基本的構造である．したがって，補聴器は会話を最もよく理解できる大きさで聞かせることを目的とした機器である．

　補聴器の選択で重要なことは，①難聴の程度に対応した適切な音を増幅ができること，②補聴器の形（外観）と補聴器の管理・操作のしやすさ，③補聴器の価格（内蔵する機能との関係）である．患者の装用環境も確認し，補聴器の選択を行い患者に提案する．

　患者の難聴の程度（図1）[1]は，標準純音聴力検査を施行し確認する（図2）．補聴コミュニケーション能力は語音明瞭度検査の最高語音明瞭度にほぼ一致するため，語音

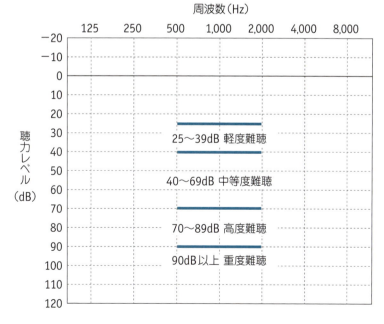

図1 ● 難聴の程度　　　　　　　　　　　　　　　　　　　　（文献1より作成）

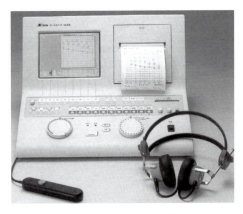

オージオメーターの例
（リオン株式会社ホームページより）

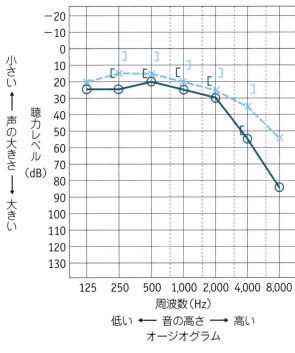

オージオグラムの例

図2 ○ 純音聴力検査

明瞭度検査も必要である（**表1**）[2]。標準純音聴力検査結果（難聴の程度）が軽度の難聴でもことばの聞き取りが悪い（標準語音聴力検査結果が低い）患者もいる。たとえば，音を大きく聞かせても，ことばの聞き取りが悪い患者である。これは補聴器を選択する上で気をつけなければならないことであり，患者への十分な説明が必要となる。

表1 ○ 最高語音明瞭度と補聴器使用時のコミュニケーション能力の関係

最高語音明瞭度	コミュニケーション能力
100〜80%	聴覚のみで会話を容易に理解可能
80〜60%	家庭の日常会話は聴覚のみで理解可能。普通の会話はほとんど理解可能であるが，不慣れな話題では正確な理解に注意の集中が必要
60〜40%	日常会話で内容を正確に理解できないことがしばしばある。重要な内容は確認することやメモの併用が必要
40〜20%	日常会話においても読話や筆談の併用が必要
20〜0%	聴覚はコミュニケーションの補助手段として有用である。聴覚のみの会話理解は不可能

（文献2より作成）

1 難聴の程度に対応し適切な音に増幅できる補聴器

　難聴者の聴力にあわせて音を大きくし，会話を最もよく理解できる大きさで聞かせる補聴器が必要である。したがって，重度難聴の患者に対して，音の増幅（出力）が小さい補聴器を勧めることがあってはならない。各メーカーのカタログには，各補聴器に対して難聴の程度の目安が記載されていることが多い（図3）。また，補聴器購入後5年間程度は使用するため，増幅できる能力に余力のある機械を選択する必要がある。

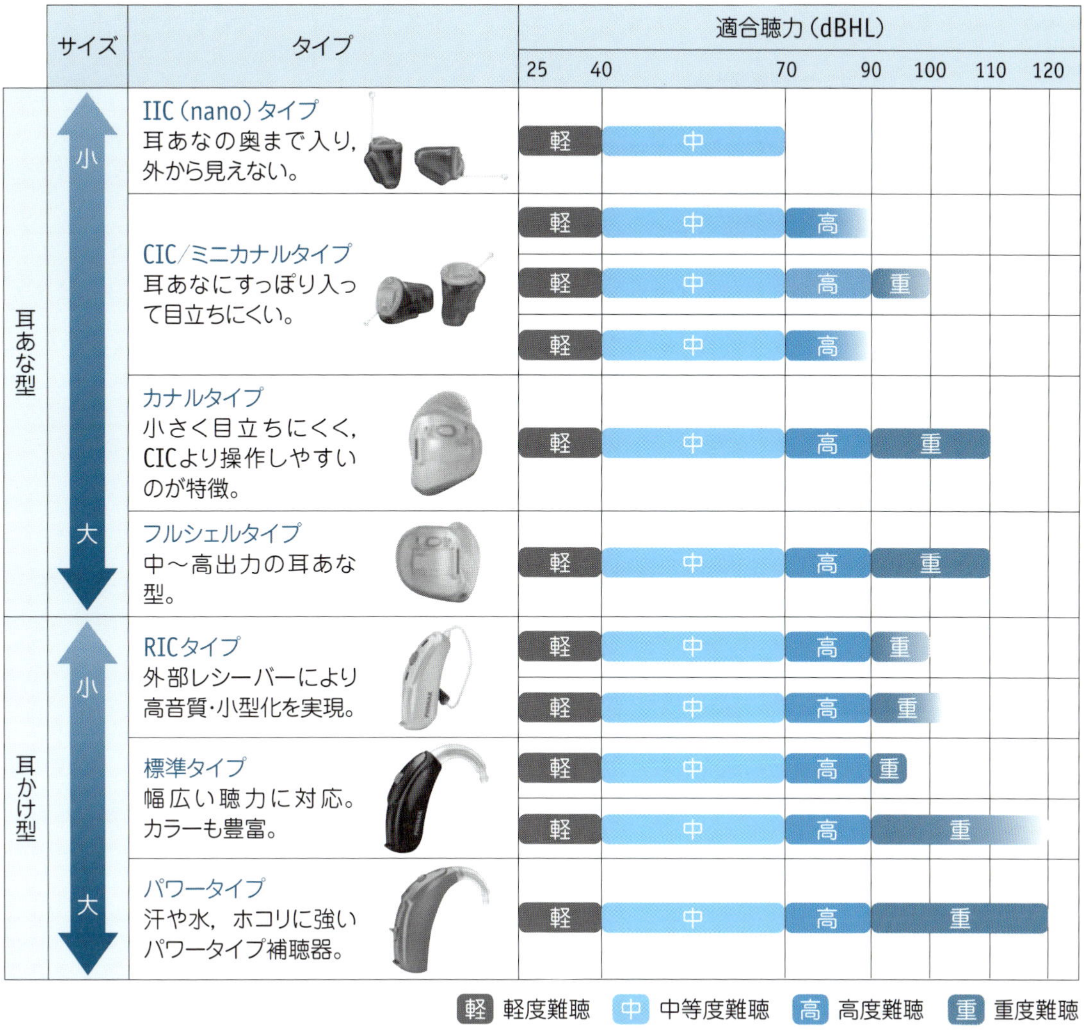

サイズ		タイプ	適合聴力（dBHL） 25　40　70　90　100　110　120
耳あな型	小〜大	**IIC（nano）タイプ** 耳あなの奥まで入り，外から見えない。	軽　中
		CIC／ミニカナルタイプ 耳あなにすっぽり入って目立ちにくい。	軽　中　高
			軽　中　高　重
			軽　中　高
		カナルタイプ 小さく目立ちにくく，CICより操作しやすいのが特徴。	軽　中　高　重
		フルシェルタイプ 中〜高出力の耳あな型。	軽　中　高　重
耳かけ型	小〜大	**RICタイプ** 外部レシーバーにより高音質・小型化を実現。	軽　中　高　重
			軽　中　高　重
		標準タイプ 幅広い聴力に対応。カラーも豊富。	軽　中　高　重
			軽　中　高　重
		パワータイプ 汗や水，ホコリに強いパワータイプ補聴器。	軽　中　高　重

軽 軽度難聴　中 中等度難聴　高 高度難聴　重 重度難聴

図3 ◖ 難聴の程度と補聴器選択

（ソノヴァ・ジャパン株式会社ホームページより作成）

141

2 補聴器の形（外観）と補聴器の管理・操作のしやすさ

1) ポケット型補聴器

操作が簡単で安価であるが，コードがあるため生活活動の邪魔になりやすい。患者の使用環境が臥位姿勢ならポケット型補聴器が使用しやすいことが多い。

2) 耳かけ型補聴器

ハウリングが生じにくく生活活動への支障が少ない。しかしマスクの脱着時に多少不便であること，臥位の姿勢ではハウリングが生じたりはずれやすくなる。

3) 耳あな型補聴器

目立ちにくく生活活動に支障はないが，ハウリングを生じやすい。

4) メガネ型補聴器

外耳道入口部にイヤホンを挿入できない患者などが対象となる。音を十分伝えるためには，骨導端子がしっかり骨部に接する必要があり，フレームの調整が必要になる。

3 補聴器の価格・コスト

補聴器の価格は，一般的に小型の補聴器ほど高額であり，補聴器のデジタル機能が充実しているものほど高額になる。また，補聴器購入後の電池コストも考慮が必要である。電池については，小さな補聴器の電池は小さく，電池の寿命は補聴器の機能により異なり，補聴器の機能が同じであれば大きい電池ほど電池寿命が長い。

どの部分に重点を置くかは患者によって様々である。我々は患者のニーズや使用環境を考慮し，十分な説明をして患者の納得のもとに補聴器の選択を行う必要がある。

文献
1) 内藤　泰, 他：難聴対策委員会報告―難聴（聴覚障害）の程度分類について―. Audiol Jpn. 57(4), 2014, p258-63.
2) 小寺一興：補聴器のフィッティングと適用の考え方. 診断と治療社, 2017, p2-7.

2 間違いない補聴器の選び方

3 片耳それとも両耳?

亀井昌代

両耳補聴の利点には，①両耳加重効果，②語音明瞭度の改善，③雑音下での聴取能の改善，④音源定位，方向感などがある。

1 両耳加重効果 (binaural summation)

片耳で聞くよりも両耳で聞くことで加重される効果である。片耳で聞くよりも両耳で聞いたほうが，小さい音声がより聞きやすくなる。したがって，補聴器調整をして両耳装用させる場合，両耳補聴は片耳補聴に比較し利得を少し下げることができ，うるささを軽減できる。松永ら[1]は，補聴器の片耳装用者と比べて両耳装用者では，小さい音の提示で語音明瞭度が有意に改善するという報告をしている。

2 両耳スケルチ (binaural squelch)

中枢の聴覚システムは，それぞれの耳にたどりついた音声と雑音の混合音から効果的に雑音だけを取り除く機能がある。これらの機能は両耳スケルチと呼ばれている[2]。補聴器や人工内耳の両耳補聴による雑音下での聴取能改善の報告が種々みられ，騒音下などの聴取環境で片耳装用の語音明瞭度が両耳装用を上回る例を経験することがある。神田ら[3]は，補聴器装用者に対して雑音条件下の語音明瞭度検査を行い，片耳装用群と両耳装用群を比較検討したところ，両耳装用が片耳装用よりも有意に成績がよかったことを報告し，McArdle らは高齢の補聴器装用者の約20%[4]，Walden らは80%[5]において，両耳より片耳で騒音下明瞭度がよかったことを報告している。

143

3 頭部陰影効果 (head shadow effect)

　言葉と雑音が異なる方向から到達する場合，SN比（言葉と雑音の比）が片方の耳が対側耳よりもよくなる効果である。雑音条件下での語音聴取能改善の理由のひとつにこの頭部陰影効果が挙げられている。

4 方向感，音源の認知の改善

　音源定位とは音源の位置を知る能力である。人は音源を認知する際に両耳の効果を働かせている。片耳装用の場合，補聴器を装用していない耳側からの聞きとりが困難であったり，視覚情報も加えて会話を理解することが多い場合は話者の定位が遅れることにより，会話についていくことが難しいことがある。また，環境音が入りにくい場合は自動車がどこから来ているかわからないなど，危険な状態をもたらすことがある。両耳装用により，水平方向の方向感覚を守ることができる[2]。

5 片方が故障してももう片方でしのげる

　両耳装用している場合，片耳の補聴器が故障してももう片方（片耳）の補聴器を装用することで会話や音を聞くことができる。しかし片耳装用の場合，装用している補聴器が故障すると修理などの期間は補聴器を使用することができないため，今までの会話や音が聞こえにくくなる。

6 遅発性の聴覚の剝奪を避ける

　聞こえなくなってからの期間は個々の患者により異なるが，長く使用しない耳はやがて神経の廃用性萎縮をもたらし，使用できなくなることが人工内耳症例で経験上知られている。late-onset auditory deprivationは，遅発性聴覚の剝奪（または廃絶）と和訳されている現象で，両側が同程度の感音難聴の成人が補聴器の片耳装用を一定期間続けると，補聴器を装用しない耳での語音弁別能が悪化するというものである[6]。さらに，補聴器装用の継続によって，語音明瞭度が装用前より改善していくことも報

告されている[7)8)]。

　しかしながら，音方向感について前後方向の音源定位に両耳装用が有効であるためには，両耳の聴力が同等であり，両耳から聞こえる音の音質がほぼ同等で，一側からの音が不快に聞こえないことが条件である。聴力の左右差が25dB以上の難聴者では，最高語音明瞭度の差は30％以上であることが多い[9)]。閾値を左右同じにするフィッティングは困難であり，非良聴耳からの会話音は良聴耳に比べ会話理解能力が低く，会話理解にはほとんど役に立たないことが多い。聴力の左右差が15dB以上25dB未満の難聴者では，両耳聴の効果は限られる。成人では実際の生活上で両耳装用が必要な場合があること，求める両耳聴力の効果があることを確認できれば適応になる[10)]。

　欠点としてはコストの負担の問題，稀に耳閉感の発生，取り扱いや操作方法，管理の煩雑さ，適合の煩雑さなどがある。

　いずれにしても高齢者の感音難聴では，聴取できる音圧が上昇しているだけではなく，音の弁別能なども低下しているため，補聴器の効果は限定される。正しくフィッティングされた補聴器をきちんと装用することが，補聴器による聴覚中枢へのリハビリテーション効果となる。補聴器装用の両耳か片耳かについては，個々のケースで細かな配慮が必要であり，一律に片耳のみがよいとか両側にすべきなどと決定はできない。補聴器を装用することで以前の聴力に戻るものではなく，補聴によって聴覚リハビリテーションを行い，コミュニケーションの手段とする。

　聴覚リハビリテーションは継続が必要である。そのために，両耳装用か片耳装用かは十分な試聴を行う必要があり，最終的には客観的評価と本人の満足度により決定する。

文献
1）松永倫子, 他：Audiol Jpn. 2010；53(2)：135-41.
2）Dillon H(中川雅文監訳)：補聴器ハンドブック. 原著第2版. 医歯薬出版, 2017, p459-70.
3）神田幸彦：JOHNS. 2008；24(9)：1337-40.
4）McArdle RA, et al：J Am Acad Audiol. 2012；23(3)：171-81.
5）Walden TC, et al：J Am Acad Audiol. 2005；16(8)：574-84.
6）Silman S, et al：J Acoust Soc Am. 1984；76(5)：1357-62.
7）Pinheiro MM, et al：J Soc Bras Fonoaudiol. 2012；24(4)：309-15.
8）三瀬和代：Audiol Jpn. 2017；60(3)：190-8.
9）赤井貞康, 他：Audiol Jpn. 1990；33(3)：210-4.
10）小寺一興：補聴器のフィッティングと適用の考え方. 第3版. 診断と治療社, 2010, p26-33.

2 間違いない補聴器の選び方

4 高度難聴の高齢者に有効な補聴器は?

亀井昌代

高齢の高度難聴者に対する補聴器

日本聴覚医学会の基準[1]では，会話の聴取に重要な0.5，1，2，4kHzの4周波数の平均聴力がよいほうの耳で，25dBを超える場合を軽度（mild），40dBを超える場合を中等度難聴（moderate），70dBを超える場合を高度難聴（severe），90dBを超える場合を重度難聴（profound）としている（WHOの基準[2]では軽度，中等度難聴は同じであるが，60dBを超える場合を高度難聴，80dBを超える場合を聾としている）。加齢による難聴では軽度から中等度難聴が多いが，70歳以上の高齢者の中には高度難聴も約20%みられる[3]。

高度難聴になると音を大きく増幅させる必要があるため，両耳加重効果を利用した補聴器の両耳装用が望ましい。補聴器に必要な機能として，ハウリングキャンセラーは欠かせない。これは高齢になると，外耳道皮膚の硬化などにより顎関節の動き（食事の咬合時）や，頸部を動かしたときに外耳道とイヤホンやイヤモールド（耳型）の間に隙間が生じて，ハウリングが発生しやすくなるためである。雑音抑制処理機能については難聴の状態により必要になることがあるため，補聴器を調整しながら十分な相談が必要である。その他の便利な機能としては，両耳補聴の場合はメモリや音量調節（ボリューム）を両耳補聴器間で通信し，片耳の補聴器のメモリや音量を変えることにより反対側の補聴器のメモリや音量も同時に変更される機能がある。使用者が補聴器の電池切れに気がつかない場合は，LED付きの補聴器なら電源が入っているかを確認できる（図1）。また，イヤモールドなど，耳型を採型していても落下や紛失を反復してしまう場合があり，紛失防止用クリップなどが必要となることもある（図2，3）。

ハウリングキャンセラー以外の機能については，補聴器購入時に適正に機能などを調整しても，数年で機能が不要になることもある。したがって，補聴器購入後も定期的な補聴器のメンテナンスおよび調整が必要である。

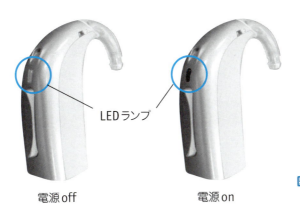

図1 補聴器に付属しているLED

電源off　　電源on

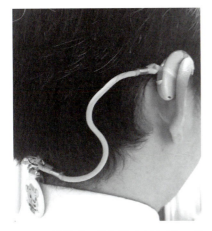

図2 補聴器の落下防止用クリップ

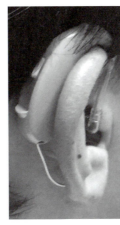

図3 補聴器の落下防止用器具（耳介で保持）

　高齢者の身体的な問題として，補聴器脱着の操作が容易にできない場合や，軟骨部外耳道が硬化して弯曲や狭窄が生じたり，外耳道皮膚の自浄作用が低下し，頻繁に耳垢が堆積したり，外耳道形態も修飾を受ける場合などがある。補聴器購入時には適正にフィットしていたイヤモールドやシェル形状が，数カ月で不適正となっているケースも少なくない。このように高齢者に特有な問題点があるため，高齢難聴者では補聴器購入後も定期的な耳科診察が必要である。

文献　1) 内藤　泰, 他：難聴対策委員会報告―難聴（聴覚障害）の程度分類について―. Audiol Jpn. 57(4), 2014, p258-63.

2) World Health Organization：Primary ear and hearing care training resource：advanced level. 2006. [http://www.who.int/pbd/deafness/activities/hearing_care/advanced.pdf]

3) 下方浩史, 他：1）超高齢化社会における聴力障害の動向. 長寿科学研究業績集 高齢者難聴者のケア. 長寿科学振興財団. 2009, p7-15. [http://www.tyojyu.or.jp/kankoubutsu/gyoseki/pdf/h20-hajimeni-1.pdf]

2 間違いない補聴器の選び方

5 市販の集音器との違いは?

亀井昌代

集音器と助聴器の違いについて

　集音器,助聴器は,医療機器ではないが音を増幅できると広告している商品である。集音器や助聴器は,インターネットや新聞雑誌の広告で目にすることが多く,店舗に直接赴かなくても,また本人でなくても購入でき,価格も補聴器に比べかなり安く設定されている。一般の外来でも使用している難聴の患者に遭遇することがある。

　一方,補聴器は薬事法における管理医療機器の認定を受けた医療機器で,効能効果の記述についても薬事法による広告規制がある。補聴器は,聴力が低下してきた人(難聴者)が使用する前提で開発されているが,集音器は医療機器ではないため,難聴者の使用を前提とした様々な機能が搭載されていない。補聴器は,症例の聴力に合わせて調整(フィッティング)し,残存聴覚保護のため過度に大きな音が出ないように出力制限がかかるようになっており,会話音を聞きやすくする様々な機能があるが,集音器にはこのような基本性能が保証されていない。

　集音器ではなくレディメイドと呼ばれる補聴器をインターネットや広告で目にすることがある(図1)。補聴器には取扱説明書のほかに周波数特性図が添付されることが

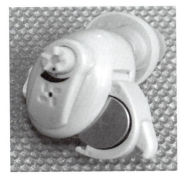
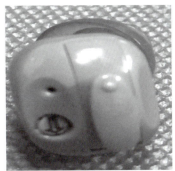

図1 ● 通信販売で市販されている補聴器

定められているため，レディメイドを購入すると添付文書が入っている（**図2**）。ただし，レディメイドの調整は音量が主であり，軽度難聴用の補聴器である。

　通信販売されている集音器・補聴器は耳穴形，耳掛形，ポケット形まで種々みられ，価格は千円台から7万円台までであり，輸入品や国産品など種々ある（**表1**）[1]。最大音の平均値が，軽度から中等度難聴症例にとって聴覚保護上十分安全とされる110dB以下のものは少なく，120dBを超える集音器もみられるため注意が必要である。また，会話音を増幅する能力が小さく，十分な補聴効果を得られない可能性のある集音器もみられる（**表2，3**）[1]。さらに音量感を重視したため，会話音の聞き取りに適さない周波数の音にピークを持つような集音器もある（**図3**）[1]。集音器は，あくまでも音を大きくする機器でしかなく，耳に合わせるというよりも耳を集音器に合わせなければならない。

　難聴を主訴に受診し，検査結果で軽度難聴と判明した患者さんに，補聴器は必要ではない程度の難聴と説明すると自己判断で安易に集音器など購入してしまう場合がある。難聴について，さらに日常生活の中での補聴の対策などを十分に説明する必要がある。

仕様

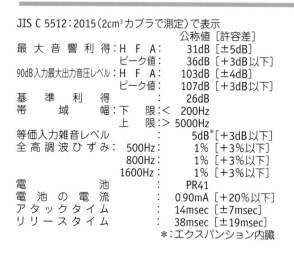
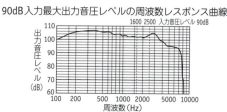
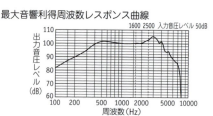
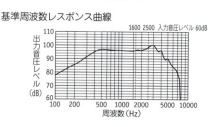

図2 通信販売で市販されている補聴器の取扱説明書

（Nikonデジタル耳あな型補聴器NEF-07取扱説明書より）

表1 ○ 通信販売で市販されている補聴器・集音器

種類	タイプ	No.	銘柄名（型式）	製造者または販売者名	購入価格（円：税込）	適応難聴度に関する表示
補聴器	耳あな形	1	イヤメイト（AK-04）	発売元：オムロンヘルスケア（株） 製造元：武蔵リオン（株）	17,754	軽度難聴者用
		2	イヤーウェーブ補聴器（EW-128）	（株）マルスコーポレーション	9,813	軽度難聴用
	耳かけ形	3	簡易補聴器きこえーる	原産国：中国	5,630	表示なし
		4	耳かけ型補聴器（NP-2000）	アドフォクス（株）	46,500	中・軽度老人性難聴者
	ポケット形	5	美聴だんらん（ASH-1000）	昭栄エレクトロニクス（株）	32,511	軽度〜中等度難聴対応
集音器等	耳あな形	6	Micro Support EAR 超小型集音器	デメテル（株）	10,149	表示なし
		7	集音器イヤーエイド＊	輸入元：カゴー（株）	3,800	表示なし
	耳かけ形	8	耳かけ集音器	旭電機化成（株）	2,297	表示なし
	ポケット形	9	フェミミ（VMR-M77）	東北パイオニア（株）	28,888	表示なし
		10	効聴（KR-77）	アネックス（株）	6,618	表示なし

＊：2007年8月に調査したところ，販売しているインターネットサイト等が確認できなかった。
※ 購入価格は，2007年7月に通信販売の購入価格を調査した平均値である。
※ このテスト結果は，テストのために購入した商品のみに関するものである。

（文献1より作成）

表2 ○ 通信販売で市販されている補聴器・集音器の最大音

種類	No.	最大音（dB）		適応難聴度に関する表示
		最高値＊1	平均値＊2	
補聴器	1	109.4	105	軽度難聴者用
	2	132.2	118	軽度難聴用
	3	130.5	116	表示なし
	4	121.5	116.3	中・軽度老人性難聴者
	5	120.0	114.3	軽度〜中等度難聴対応
集音器等	6	119.1	112.5	表示なし
	7	120.8	112	表示なし
	8	127.2	113.5	表示なし
	9	127.1	120.5	表示なし
	10	124.4	117.5	表示なし

＊1：JIS C5512に準じて測定した90dB最大出力音圧レベルの最高値。
＊2：JIS C5512に準じて90dB最大出力音圧レベルを測定し，500Hz，1,000Hz，2,000Hzの平均値を算出した。

（文献1より作成）

表3 通信販売で市販されている補聴器・集音器の音の増幅能力

種類	No.	音を増幅する能力*(dB)	適応難聴度に関する表示
補聴器	1	17.4	軽度難聴者用
	2	18.4	軽度難聴用
	3	12.5	表示なし
	4	30.2	中・軽度老人性難聴者
	5	29.9	軽度〜中等度難聴対応

種類	No.	音を増幅する能力*(dB)	適応難聴度に関する表示
集音器等	6	6.6	表示なし
	7	7.3	表示なし
	8	19.0	表示なし
	9	39.5	表示なし
	10	30.1	表示なし

*1：JIS C5512に準じ，最大音響利得を測定した。2cm^{3}カプラでの測定値である。

（文献1より作成）

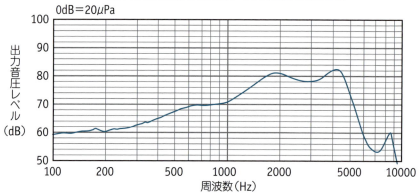

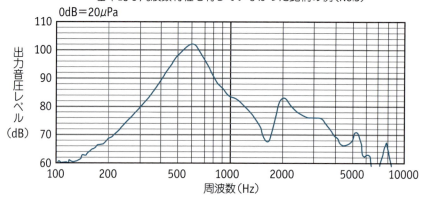

図3 通信販売で市販されている補聴器・集音器の周波数特性図　　（文献1より作成）

文献
1) 国民生活センター：通信販売の補聴器等の安全性や補聴効果（概要）―販売サービスに関する調査も含めて―．2007, p1-5.

2 間違いない補聴器の選び方

6 補聴のための周辺機器

亀井昌代

補聴システムには，補聴器を介した周辺機器と，補聴器を介さない周辺機器がある。

1 補聴器を介した周辺機器

補聴器装用者にとって音の反響や周囲の話し声などの雑音は聞き取りに影響し，室内で講演などを聴取する際に，反響音が大きく聞き取りにくいことが多い。しかし，周辺機器として補聴援助システムを使用することにより，室内の種々の音環境の影響を受けにくい環境を作り出すことが可能となる[1]。

1) 送受信機を使用した周辺機器

(1) 補聴援助用ラジオマイク (FM補聴システム) (図1)

話し手の声を送信機のマイクロホンが集音し，169MHz（75MHz）帯のFM電波で補聴器に装備された受信機まで送信し，直接補聴器に音が入力される。

(2) 赤外線補聴システム (図2)

話し手の声を送信機のマイクロホンが集音し，音情報を赤外線に変換し赤外線発光装置から赤外線受信機能のあるアダプタを使い補聴器テレコイル（T）で聞く。

(3) 磁気誘導ループ補聴システム (図3)

話し手の声を送信機のマイクロホンが集音し，音情報を電流に変換し敷設された磁気ループ内で補聴器Tで受信する。

補聴援助用ラジオマイク（FMシステム）は，教育現場では機材として使用しやすく，情報伝達量も十分確保できるためとてもよい補聴援助システムであるが，一般社会では使用しにくいことが多い。磁気ループシステムはワイヤからの距離や磁界強度の影響を受けると言われている。

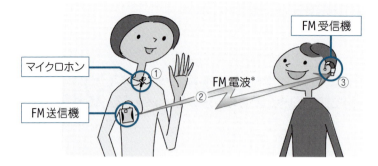

図1 FM補聴システム
①マイクロホンで声を受け取ります。
②マイクロホンから入った声を，FM送信機から送信します。
③お子様が装用した補聴器に接続されたFM受信機が受信します。
＊：到達可能距離 約20m（障害物がない場合）
（公益法人 聴覚障害者教育福祉協会［http://www.choukaku.com/file/30rionfmcatalog201804.pdf］より）

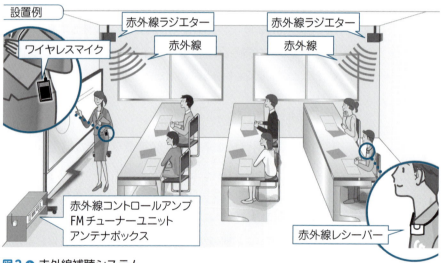

図2 赤外線補聴システム
（リオン株式会社ホームページ［https://www.rion.co.jp/product/auditory/infrared/about/about_02.html］より）

(4) その他のシステム

　ロジャー補聴システムは，FM補聴システム同様に送受信し使用する（2.4GHz帯のデジタル変調で送信）（図4）。ロジャー補聴器システムを介した音の送信は，FM受信機で音を受信できるためメーカーに関係なく受信が可能で，FM電波と異なり混信がないため教育現場で用いられることが多い。

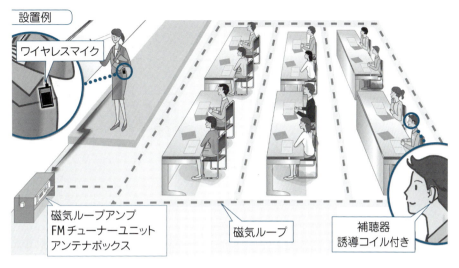

図3 磁気誘導ループ補聴システム
(リオン株式会社ホームページ〔https://www.rion.co.jp/product/auditory/magnetic_loop/〕より)

ボタンを押すだけで受信機をネットワークに追加できる。

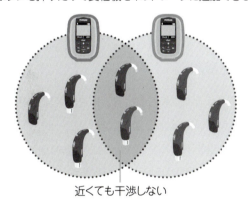

近くても干渉しない

図4 ロジャー補聴システム
(ロジャー補聴システム2016カタログより作成)

2) 各メーカーそれぞれの(送)受信機を使用した周辺機器

　ブルートゥースや，2.4GHz帯の通信システムを利用した各メーカーの補聴システムである。電話やテレビなどのオーディオ機器の音情報を，直接補聴器に送信し受聴できるシステムである(図5)。ミニテック，ストリーマー，プレミアムリモコン，ワイヤレスシステム，デックスリモコン，ロジャーなど様々である。

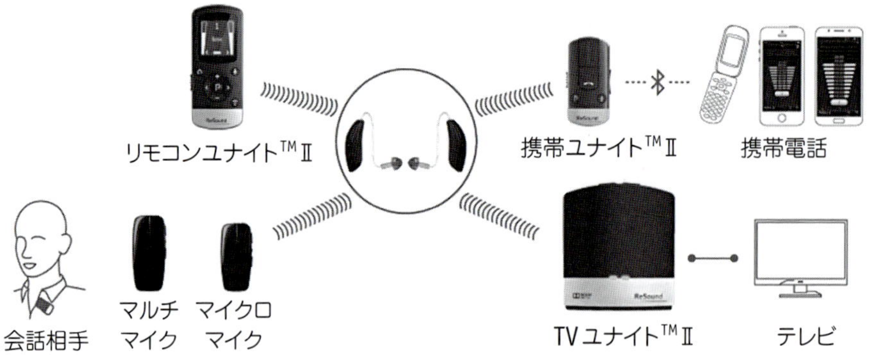

リモコンユナイト™Ⅱ　携帯ユナイト™Ⅱ　携帯電話

会話相手　マルチマイク　マイクロマイク　TVユナイト™Ⅱ　テレビ

図5 ◈ ワイヤレスシステム

（リサウンドホームページ［http://resoundjp.com/wisdom/%E3%83%AF%E3%82%A4%E3%83%A4%E3%83%AC%E3%82%B9%E3%82%B7%E3%82%B9%E3%83%86%E3%83%A0%EF%BC%8A2/］より）

2 補聴器を介さない周辺機器

　日常生活の中で，会話に不自由はないがテレビや電話など特定の場合のみ聞こえにくく不自由な場合に使用する機器がある。

1）赤外線を利用した機器

　音を送信機のマイクロホンが集音し，音情報を赤外線に変換し赤外線発光装置から赤外線受信機能が付いている専用ヘッドホンやスピーカーなどで聞く。テレビ用の手元スピーカーや議会の公聴用ヘッドホンなどに用いられている。

2）屋内生活関連機器

　お知らせランプ®，知るウォッチ®など，音情報を振動・文字情報・アラーム音・光で提示する機器である（**図6**）。

3）電話関連機器

　音量増幅器付き電話やテレホンエイド®，テレアンプ®（**図7**），など受話器側の音量が増幅できる。

4）字幕放送と文字表示システム

　テレビの音が聞こえにくい場合に，文字放送の記載がある番組で利用可能である。テレビリモコンの「字幕オン」で切り替え，音情報を視覚情報として得る。

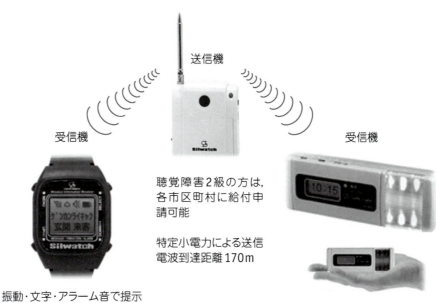

図6 知るウォッチシステム

（東京信友ホームページ［http://www.shinyu.co.jp/product/］より作成）

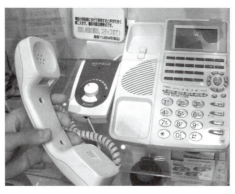
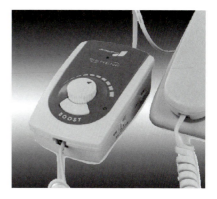

図7 テレアンプ

（自立コムホームページ［http://www.jiritsu.com/products/detail.php?id=79］より）

　以上，種々あるが一部を記載した。耳鼻咽喉科医に相談の上，症例の生活様式や聴力に応じた使用が望まれる。

文献　1）亀井昌代, 他：Audiol Jpn. 2016；59(4)：238-45.

2 間違いない補聴器の選び方

7 耳鳴への効果

亀井昌代

耳鳴に対する補聴器による音響療法

　補聴器を装用している難聴患者から，「補聴器を装用していると耳鳴が気にならない」と言われることが多々ある。

　耳鳴は，聴覚異常感として最も頻度が高く，「外環境から音響刺激の欠如した中で音を受容すること」と定義されている。耳鳴発生のメカニズムは，蝸牛障害により内耳（蝸牛）で音を電気信号に変える力が弱くなり，聴覚中枢への末梢からの入力が低下する。聴覚中枢（脳）に届く電気信号が減少することにより，中枢での音の調節機能が変化し，聴覚中枢の活性上昇が起こるため耳鳴と認識されると考えられている（図1）[1]。

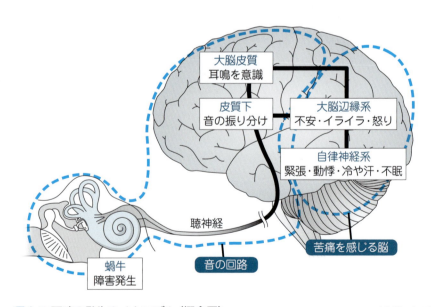

図1 ● 耳鳴の発生のメカニズム（概念図） 　　　　　　　　　　　　　　　　　（文献1より作成）

したがって，内耳からの入力低下を改善させることが耳鳴の治療につながる。難聴による音の入力低下を改善させるツールとして，最も有効な機器は補聴器である。補聴器の調整は，耳鳴自覚のメカニズムを考慮し入力低下のある周波数帯に音をしっかり入れることが基本となる。難聴があると周囲の音が脳に入りにくくなるため，相対的に耳鳴は大きく感じられる。難聴の周波数に不足している音を入れることで，中枢の活性が低下して耳鳴が軽快する可能性があり，補聴器は難聴とともに耳鳴による不自由を改善（気にならなくなる）させる効果も期待しうる。

耳鳴に対する補聴器による音響療法は，補聴器の調整のみならず耳鳴に対する治療法の説明等が必要である[2]。補聴器調整の作業は言語聴覚士，補聴器技能者が行うことが多いが，耳鼻咽喉科医は調整の指示・確認・耳鳴の説明などが必須となる。補聴器調整は1～2週間ごとの通院のたびに繰り返し，約3カ月間かかる。

補聴器による音響療法を行った，耳鳴を主訴とした患者の純音聴力検査結果（軽度難聴）を図2に示す。本患者に対して補聴器の調整を繰り返し，3カ月間の補聴器調整後に行った，音場でスピーカーから音を提示した閾値測定で難聴の周波数帯域に音が入っているのを確認した（図3）。同時に行った耳鳴検査の結果に改善がみられ，また耳鳴の重症度を評価する質問票であるtinnitus handicap inventory（THI）のスコアも治療前46点から，治療1カ月後には26点，3カ月後には18点と低下し，著明に改善した。

難聴を有する慢性持続性耳鳴に対しては，補聴器により60％の患者に何らかの効

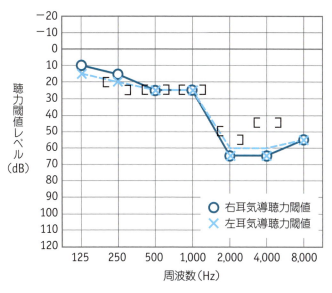

図2 ● 耳鳴症例の純音聴力検査結果

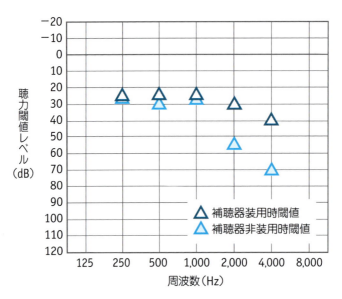

図3 耳鳴症例に対する補聴器装用閾値の結果

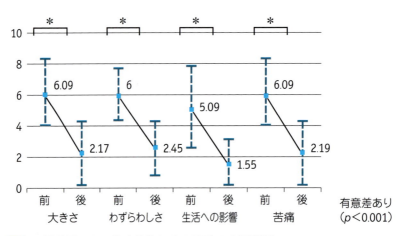

図4 補聴器による治療前後による耳鳴の自己評価

（神崎 仁, 他：Audiol Jpn. 2017；60(1)：53-62. より引用）

果があり，22％の患者には著効すると報告されており，米国の耳鳴診療ガイドラインにおいても推奨されている[3]。治療前に比べ，治療後にTHIおよび耳鳴の自己評価は有意に改善し，改善度が「よくなった」以上の例は86％にみられ，「少しよくなった」例でも全例生活上問題がなくなっていたとの報告もあり（図4）[4]，難聴を伴った耳鳴患者には補聴器による音響療法が効果的である。

文献　1）Jastreboff et al：Hear Res. 1994；80(2)：216-32.
　　　2）新田清一, 他：Audiol Jpn. 2009；52(5)：247-8.
　　　3）Tunkel DE, et al：Otolaryngology Head Neck Surg. 2014；151(2 Suppl)：S1-S40.
　　　4）神崎　仁, 他：Audiol Jpn. 2017；60(1)：53-62.

2 間違いない補聴器の選び方

8 身体障害の認定と補聴器交付意見書

亀井昌代

1 身体障害者手帳

　　身体障害者福祉法とは，身体の何らかの障害のために日常生活に制限のある人々に対して，福祉の措置をとって法律により少しでも生活しやすくしようとするものである。身体障害者福祉法15条「身体障害者手帳」で，「身体に障害のある者は，都道府県知事の定める医師の診断書を添えて，その居住地の都道府県知事に身体障害者手帳の交付を申請することができる」と明記されている。

　　身体障害者診断書・意見書は全国共通の書式である（**図1**）。聴覚障害の認定にあたって，身体障害者福祉法15条の指定医師で規定された診療科は，一部の中枢性疾患による聴力喪失（腫瘍，神経障害による聴力喪失者は脳神経外科・神経内科も可）を除いて耳鼻咽喉科のみである。

　　身体障害者の範囲および等級（認定基準）は，聴力レベルなどにより等級区分がある（**表1**）[1]。純音聴力検査はJIS規格の純音オージオメーターを用いて気導閾値，骨導閾値ともに測定する。初診の患者においては2回以上の純音聴力検査が必要である。特に高齢者や小児では，検査日時によるばらつきが大きいため注意を要する。短期間内に数回聴力検査を行った場合は，最小の聴力レベル（dB値）をもって被検査者の聴力レベルとする。聴力障害の認定にあたっては，会話音域周波数の平均聴力レベルを用い，周波数500Hz，1,000Hz，2,000Hzの純音に対する気導聴力閾値（dB値）をそれぞれa，b，cとした場合，次の算式により算定した数値とする。いずれかの周波数において100dBの音が聴取できない場合は，当該部分のdBを105dBとして計上し算定する。

　　　聴力レベル＝（a＋2b＋c）/4

　　申請は市区町村の障害福祉担当が窓口になり，診断書・意見書を耳鼻咽喉科の指定

様式第3号（第3条関係）

身体障害者診断書・意見書

（聴覚・平衡・音声・言語又はそしゃく機能障害用）

氏　名		年　　月　　日生(　　)歳	男・女

住　所		

①　障害名（部位を明記）		※	

②　原因となった 　　疾病・外傷名	交通、労災、その他の事故、戦傷、戦 災、自然災害、疾病、先天性、その他（　　）	※	

③　疾病・外傷発生年月日　　　　年　　月　　日　・場　所

④　参考となる経過・現症（エックス線写真及び検査所見を含む。）

　　　　　　　　　　　　　　　　障害固定又は障害確定（推定）　　　年　　月　　日

⑤　総合所見

　　　　　　　　　　［将来再認定　要（再認定の時期　　年　　月）・否］

　　　　　　　　（障害の程度が軽減されると予想される場合にのみ要に〇をしてください。）

⑥　その他参考となる合併症状

上記のとおり診断する。併せて以下の意見を付す。

平成　　年　　月　　日

病院又は診療所の名称

所　在　地 診療担当科名　　　　　　　科　医師氏名　　　　　　　　印	※指定医師コード

身体障害者福祉法第15条第3項の意見［障害程度等級についても参考意見を記載すること。］

障害の程度は、身体障害者福祉法別表に掲げる障害に

・該当する　　（　　　　　　級相当）
・該当しない

注意　1　障害名には、現在起こっている障害、例えば両眼視力障害、両耳ろう、右上下肢麻痺、心臓機能障害
　　　　等を記載し、原因となった疾病には、緑内障、先天性難聴、脳卒中、僧帽弁膜狭窄等原因となった疾患
　　　　名を記載してください。（※欄は、記載しないこと。）
　　　2　歯科矯正治療等の適応の判断を要する症例については、あらかじめ知事が指定する歯科医師による診
　　　　断書及び意見書を添付してください。
　　　3　障害区分や等級決定のため、岩手県社会福祉審議会から改めて診断内容等についてお問い合せする場
　　　　合があります。

図1 ○ 身体障害者診断書・意見書　　　　　　　　　　（岩手県ホームページより）

聴覚・平衡・音声・言語又はそしゃくの機能の状態及び所見

【はじめに】〈認定要領を参照のこと〉

この診断書においては、以下の4つの障害区分のうち、認定を受けようとする障害について、□に✓を入れて選択し、その障害に関する「状態及び所見」について記載すること。

なお、音声機能障害、言語機能障害及びそしゃく機能障害が重複する場合については、各々について障害認定することは可能であるが、等級はその中の最重度の等級をもって決定する旨、留意すること（各々の障害の合計指数をもって等級決定することはしない）。

- □ 聴　覚　障　害　→　『1　「聴覚障害」の状態及び所見』に記載すること。
- □ 平衡機能障害　→　『2　「平衡機能障害」の状態及び所見』に記載すること。
- □ 音声・言語機能障害　→　『3　「音声・言語機能障害」の状態及び所見』に記載すること。
- □ そしゃく機能障害　→　『4　「そしゃく機能障害」の状態及び所見』に記載すること。

1　「聴覚障害」の状態及び所見

（1）聴力（会話音域の平均聴力レベル）

右	dB
左	dB

（2）障害の種類

伝 音 性 難 聴
感 音 性 難 聴
混 合 性 難 聴

（3）鼓膜の状態

（右）　　　（左）

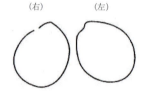

（4）聴力検査の結果（ア又はイのいずれかを記載する）

ア　純音による検査

　　オージオメータの型式＿＿＿＿＿

（縦軸 0〜100 dB、横軸 500, 1000, 2000 Hz のグラフ）

イ　語音による検査

語音明瞭度	右	％
	左	％

（5）身体障害者手帳（聴覚障害）の所持状況　　有　・　無

（注）2級と診断する場合、記載すること。

（図1 つづき）　　　　　　　　　　　　　　　　　　　（岩手県ホームページより）

表1 身体障害者の障害程度等級

級別	聴覚障害
1級	
2級	両耳の聴力レベルがそれぞれ100dB以上のもの（両耳全ろう）
3級	両耳の聴力レベルが90dB以上のもの（耳介に接しなければ大声語を理解し得ないもの）
4級	1. 両耳の聴力レベルが80dB以上のもの（耳介に接しなければ話声語を理解し得ないもの） 2. 両耳による最良の語音明瞭度が50％以下のもの
5級	
6級	1. 両耳の聴力レベルが70dB以上のもの（40cm以上の距離で） 2. 一側耳の聴力レベルが90dB以上で他側の聴力レベルが50dB以上のもの

（文献1より引用）

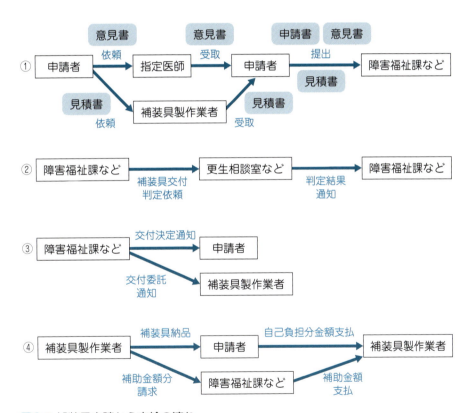

図2 補装具申請から支給の流れ

医師に記載してもらい提出する（図2）。身体障害者手帳は、認定基準を満たす場合に都道府県知事、指定都市市長、中核市市長より交付される。

2 補装具支給制度（補聴器購入費用の助成）

　障害者総合支援法は，「障がい者制度改革推進本部等における検討をふまえ，地域社会における共生の実現に向け，障害福祉サービスの充実等障害者の日常生活及び社会生活を総合的に支援するため，新たな障害保健福祉施策を講ずる」ことを趣旨として，平成25年4月，障害者自立支援法を改正する形で制定された。

　補聴器は障害者総合支援法で定められている補装具であり，支給基準に該当すると判定された場合は，購入・修理の費用が支給される。厚生労働省「障害者の日常生活及び社会生活を総合的に支援するための法律」（平成17年法律 第123号）第5条第24項および第76条第2項の規定に基づき，補装具の種目，購入または修理に要する費用の額の算定等に関する基準を定め告示[2]されている（**表2**）。身体障害者手帳の聴覚障害4級，6級は，高度難聴用耳かけ型またはポケット型補聴器または耳あな型補聴器，3級以上は重度難聴用耳かけ型補聴器または重度難聴用ポケット型補聴器が支給対象となる。FM送受信機による補助システムの申請は修理意見書で扱われ，原則として3級以上が対象である。

　申請は，市区町村が窓口となり，耳鼻咽喉科の指定医師等に補装具費支給意見書を書いてもらい，申請書，補装具製作（販売）業者が作成した見積書等，必要書類と合わ

表2 補装具購入・修理に要する費用の額の基準

	形　式	基準価格
購　入	高度難聴用ポケット型	34,200
	高度難聴用耳かけ型	43,900
	重度難聴用ポケット型	55,800
	重度難聴用耳かけ型	67,300
	耳あな型（レディメイド）	87,000
	耳あな型（オーダーメイド）	137,000
	骨導式ポケット型	70,100
	骨導式眼鏡型	120,000
修　理	イヤモールド（交換）	9,000
	FM型受信機（交換）	80,000
	FM型用ワイヤレスマイク（交換）	98,000
	オーディオシュー（交換）	5,000

（文献2より引用）

せて提出する。支給額には上限が定められており，負担する金額は世帯の所得に応じて設定される。市町村が窓口であり，県により補装具意見書（書類）が異なる（図3, 4）。

様式1－8　札幌市

補装具費支給意見書（補聴器）

氏　　名		生年月日	年　　　月　　　日生（　　　歳）
原傷病名 障害名			

経　　過	※経過は必ず記入して下さい。なお，手術を施行しない理由も記入して下さい。

障害現症

1　聴力レベル

検査日：　　　年　　　月　　　日　オージオメーターの型式：＿＿＿＿＿＿＿＿＿＿＿

	気　導　聴　力（Hz）				骨　導　聴　力（Hz）			＜留意点＞
	500	1000	2000	平均	500	1000	2000	①平均値は「4分法」で計算してください。
右				dB				②気導聴力は，閾値が105dB以上の場合は，当該部分 　のdBを105dBと記載してください。
左				dB				③骨導聴力は，測定不能（スケールアウト）の場合は， 　数値の横に矢印↓を記載してください。

※手帳認定時より聴力が改善し等級との乖離が認められる場合は，再認定を実施する必要があります。

2　鼓膜所見　　　　　3　語音明瞭度
※語音明瞭度による手帳所持者は，語音検査の結果を記入して下さい。

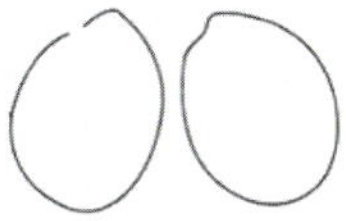

検査日：　　　年　　　月　　　日　検査語表＿＿＿＿＿＿＿＿＿

右	％（	dB）
左	％（	dB）

処　　方

◆　補聴器

1　高度難聴用（聴力レベルが90dB未満の方）

2　重度難聴用（聴力レベルが90dB以上の方）

※聴力レベルが90dB未満で，重度難聴用を処方する場合は，以下に具体的な理由を記入してください。

[　　　　　　　　　　　　　　　　　　　　　　　　　　　　　　]

◆　付属品

名　　称	必　要　と　す　る　医　学　的　理　由
イヤモールド	1．既製の耳栓ではハウリングが生じてしまう。 2．その他 　　※イヤモールドを必要とする具体的な理由を記入して下さい（既製の耳栓で試聴した結果等）

◆　その他（耳あな型，骨導式など）の補聴器の補装具費支給には一定の条件があります。
下記の補装具を必要とする場合は医学的理由を具体的に記入してください。

名　　称	必　要　と　す　る　医　学　的　理　由

上記のとおり診断します。

　　　年　　　月　　　日　　　　　医療機関名

　　　　　　　　　　　　　　　　　医　師　名　　　　　　　　　　　　　㊞

図3 ● 補装具支給意見書（札幌市）　　　　　　　　　　　　　　　（札幌市ホームページより）

167

補聴器処方意見書

住　所	
氏　名	男・女　M・T・S・H　　年　　月　　日生（　　歳）
障害名	
難病等	障害者の日常生活及び社会生活を総合的に支援するための法律施行令第１条で定める特殊の疾病に □　該当する　・　□　該当しない　※該当する場合は、補装具処方意見書（難病用）も記載すること。
疾患名	

現　　症（耳鼻疾患の有無・障害の状況・耳漏の有無等）

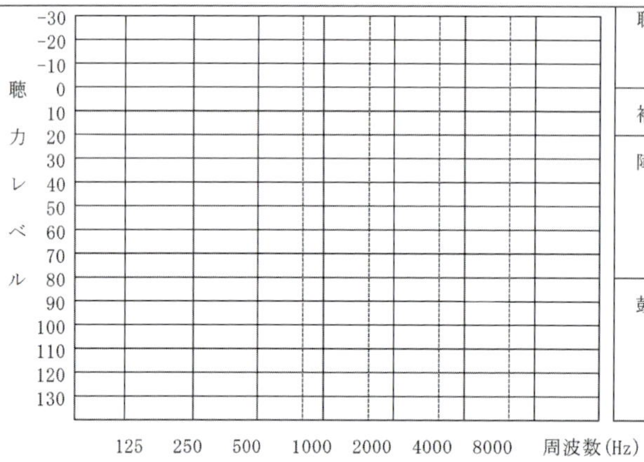

-30
-20
-10
0
10
20
30
40
50
60
70
80
90
100
110
120
130
聴力レベル
125　250　500　1000　2000　4000　8000　周波数(Hz)

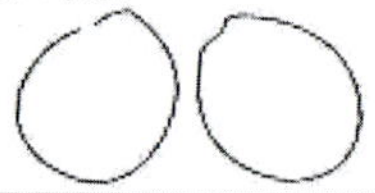

気導　右　赤　○　左　青　×
骨導　右　赤　[　左　青　]　※ 気導と骨導双方の聴力測定値を必ず御記入下さい。

聴力レベル（４分法）
右　　　dB
左　　　dB

補充現象　　有　　無

障害の種類
ア　伝音性難聴
イ　感音性難聴
ウ　混合性難聴
（該当項目を○で囲む）

鼓膜の状況

語音明瞭度検査%検査　　音源（　　　　　　　　）

	60 dB	70 dB	80 dB	90 dB		
裸　耳						
補聴器						

A　明瞭
B　やや困難
C　相当困難
D　音は聞こえるが、何をいっているのか判らない
E　音のみで、会話ができない
F　全く聞こえない

名　　称（○で囲む）
高度難聴用　ポケット型・耳かけ型・その他（　　　　　）
重度難聴用　ポケット型・耳かけ型・その他（　　　　　）
耳あな型　　レディメイド　・　オーダーメイド
骨導式　　　ポケット型・　眼　鏡　型
特例補装具（　　　　　　　　　　　　）
※特例補装具の場合は、特例補装具に係る意見書も記載すること。

処方内容（○で囲む）
装　用　耳：右 耳　・　左 耳
イヤモールド：　要　・　不 要

総合所見（必要性・使用効果等具体的に記入すること）

【留意事項】
1　補聴器はポケット型１個が原則となっている。これによりがたい場合は、その理由を具体的に記入すること。
2　重度難聴用補聴器については、必要性･効果･音響外傷に関する意見を記入すること。
　特に、聴力レベルが90dB未満で必要な場合はその理由を具体的に記入すること。

平成　　年　　月　　日
所　在　地
医療機関名
診療科名
医師名　　　　　　　印

製作予定業者名

３１

図４ ▲ 補装具支給意見書（福岡県）　　　　（福岡県ホームページより）

3 その他の公的補助，補聴器に対する医療費控除

　国税庁ホームページの所得税基本通達より，法第73条〈医療費控除〉関係（控除の対象となる医療費の範囲）に，「次に掲げるもののように，医師，令第207条第4号〈医療費の範囲〉に規定する施術者による診療，治療，施術を受けるため直接必要な費用は，医療費に含まれるものとする。(2) 自己の日常最低限の用をたすために供される義手，義足，松葉づえ，補聴器，義歯等の購入のための費用」(抜粋) と記載がある。

　補聴器は保険診療で購入できないため高額であるが，以上の公的補助が挙げられる。

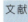

1) 身体障害福祉法施行規則別表5号．厚生労働省，1950．
2) 厚生労働省告示第528号．厚生労働省，2006．

3 難聴と認知機能

1 難聴は認知機能に影響するのか？

亀井昌代

難聴と認知機能

　日本は2007年に超高齢社会（高齢者の割合が21.5％）に突入し，世界でも例をみない超高齢社会となり，その傾向は悪化の一途をたどっている。2015年9月15日の人口推計では65歳以上の高齢者の人口は3,384万人，総人口に占める割合は26.7％となり，2040年には35％以上となることが予想されている[1]。加齢とともに聴覚が低下することは周知の事実である。純音聴力の加齢変化について多くの報告があり，その特徴は加齢に伴い聴力が低下し，その変化が高音域により顕著に出現することである（図1）[2]。近年，老化に関する長期縦断的疫学研究により，後期高齢者の71.4％は難聴を有することが明らかになった。聴覚障害は，加齢とともに有病率が高くなる

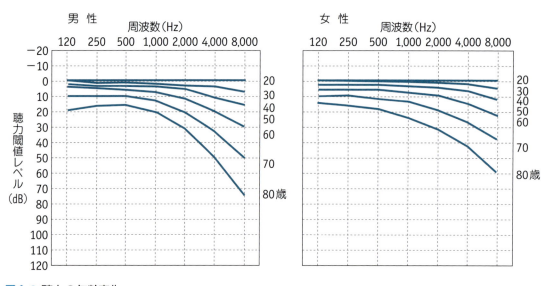

図1 ● 聴力の年齢変化　　　　　　　　　　　　　　　　　　　　　　　　　（文献2より引用）

代表的な老年病で，推計値によると65歳以上の高齢難聴者は全国で約1,500万人に上る[3]（図2）。

2016年に厚生労働省より，認知症施策推進総合戦略（新オレンジプラン）が発表された。新オレンジプランでは，日本における認知症の患者は2012年で約462万人，65歳以上高齢者の約7人に1人と推計され，正常と認知症との中間の状態の軽度認知障害と推計された約400万人を合わせると，65歳以上高齢者の約4人に1人が認知症の人，またはその予備群と言われている。2025年には認知症患者は約700万人前後になり，65歳以上の高齢者に対する割合は，現状の約7人に1人から約5人に1人に上昇すると見込まれており，認知症の危険因子のひとつに難聴が挙げられている（表1）[4]。さらに2017年Lancet国際委員会による報告では，難聴は認知症に関する修正可能なリスク要因のひとつに挙げられ，認知症の人口寄与の割合は，難聴が9%

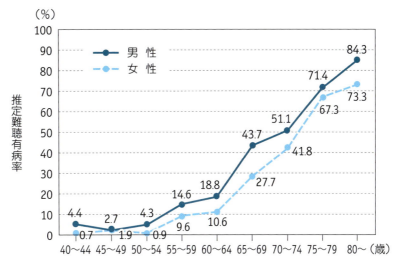

図2 ◎ 推定難聴有病率　　　　　　　　　　　　　　　　　　　　（文献3より引用）

表1 ◎ 認知症発症の危険因子

認知症発の危険因子	認知症の防御因子
・加齢 ・遺伝的なもの ・高血圧 ・糖尿病 ・喫煙 ・頭部外傷 ・難聴	・運動 ・食事 ・余暇活動 ・社会的参加 ・認知訓練 ・活発な精神活動など

（文献4より引用）

と最も高く，他の修正可能なリスク要因としての低教育（8%），高血圧（2%），肥満（1%），喫煙（5%），うつ（4%），運動不足（3%），社会的孤立（2%），糖尿病（1%）の中においても，難聴が重要な要因と位置づけられた[5]。

　認知症患者において難聴があると有意に予後が悪くなることは古くから指摘され，認知症における難聴の影響には多くのエビデンスがある。Petersらは認知症と診断されている患者において，難聴がある群とない群で約9カ月後のMini-Mental State Examination（MMSE）を比較し，難聴のない群ではMMSEスコアの低下は認めなかったのに対し，難聴がある群では−2.8±3.8点と有意な差を認めたことを報告している[6]。

　一般地域住民においても難聴があると認知症発症や認知機能の低下につながる可能性が近年指摘されている。2008年にはAlabama County Studyにおいて，5年後の認知機能低下とベースラインの難聴の有意な相関が報告された[7]。2011年に米国の縦断研究Baltimore Longitudinal Study of Aging（BLSA）では，1990〜1994年に認知症のなかった36〜90歳の639例を2008年までフォローアップしたところ，58例が認知症（うち37例がAlzheimer病）を発症し，正常聴力例との比較で軽度難聴（25〜40BHL），中等度難聴（41〜70dBHL），高度難聴（71dBHL〜）の認知症発症のハザード比は1.89（1.00〜3.58），3.00（1.43〜6.30），4.94（1.09〜22.40）であり，聴力が10dB悪ければ，平均11.9年フォローアップ中の認知症発症危険率が1.27と高まるという報告がなされた[8]（図3）。Health, Aging and Body

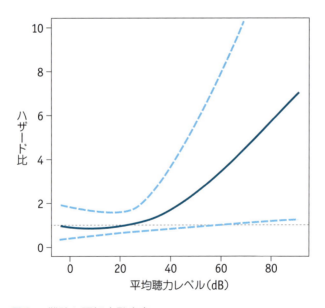

図3 ● 難聴と認知症発症率　　　　　（文献8より引用）

Composition（Health ABC）studyのデータにおいてもModified Mini-Mental State Examination（3MS）をはじめとした認知機能検査が，6年間のフォローアップ中に難聴のない群に比べて，年齢などを調整しても有意に低下することが報告されている[9]。

　わが国では，国立長寿医療研究センター疫学研究部にて行われた老化に関する長期縦断疫学研究（National Institute for Longevity Sciences-Longitudinal Study of Aging：NILS-LSA）において，難聴と知的機能の12年間の縦断解析が行われた。難聴の程度とMMSEスコアの関連について横断的に検討し，聴力が悪いほど有意にMMSEスコアが低く（$P < 0.0001$），年齢，性別，教育歴を調整しても有意な関連が認められている（**表2**）[10]。中等度から高度の難聴が放置されると聴覚刺激が少なくなり，難聴による社会的な孤立やコミュニケーションの低下を介した認知機能への影響が考えられている。

表2 難聴をきたしうる代表的な薬剤

	正常 ～25dB	軽度 26～40dB	中等度 41～60dB	高度 61～80dB	重度 81dB～	計
人数 （男性）	666	403	165	10	4	1,248
年齢 （平均年齢）	68.0	73.9	78.1	75.4	70.8	71.3
MMSE*	28.1	27.6	26.9	26.1	26.8	27.7

認知症機能測定スコア（Mini-Mental State Examination：MMSE）
＊：性別，年齢，教育歴を調整し有意

（文献10より一部改変）

　老人性難聴では，騒音曝露歴，喫煙，動脈硬化，糖尿病等の全身疾患等が難聴の促進因子であることが知られ[11][12]，騒音曝露に対する注意喚起の啓発とともに他科との診療協力体制が必要である。また，有毛細胞消失など組織の変性による聴覚閾値の上昇は治せないが，聴覚認知機能を鍛えて，時間分解能を改善させることにより聴取成績が改善できる可能性が報告されている[13]。

　しかしながら，多くの軽中等度の高齢難聴者は，自分がそれほど高齢ではなく難聴だとも思っていないため，健診の聴力スクリーニングで，いきなり「あなたは難聴だ」「難聴を放置すると認知症になりやすい」などと言われると戸惑うことが多い。健診以前に必要なことは，難聴が高齢者の日常生活に及ぼす影響や対策についての社会的な啓発の中で，彼らに病気としてではなく難聴の問題を理解してもらうなど，耳鼻咽喉科専門医の細やかな対応が必要である。

文献
1) 総務省統計局：統計からみた我が国の高齢者（65歳以上）—「敬老の日」にちなんで—. [http://www.stat.go.jp/data/topics/pdf/topics103.pdf]
2) International Organization for Standardization：Acoustics-Statistical distribution of hearing thresholds related to age and gender. 2017.
3) 内田育恵, 他：日本老年医学会雑誌. 2012；49(2)：222-7.
4) 認知症施策推進総合戦略（新オレンジプラン）―認知症高齢者等にやさしい地域づくりに向けて―（概要）. [http://www.mhlw.go.jp/file/06-Seisakujouhou-12300000-Roukenkyoku/nop1-2_3.pdf]
5) Livingston G, et al：Lancet. 2017；390(10113)：2673-734.
6) Peters CA, et al：J Am Geriatr Soc. 1988；36(11)：981-6.
7) Wallhagen MI, et al：Res Gerontol Nurs. 2008；1(2)：80-6.
8) Lin FR, et al：Arch Neurol. 2011；68(2)：214-20.
9) Lin FR, et al：JAMA Intern Med. 2013；173(4)：293-9.
10) 杉浦彩子, 他：Geriatr Med. 2014；52(7)：781-4.
11) 下方浩史：Audiol Jpn. 2008；51(3)：177-84.
12) 山岨達也, 他：Audiol Jpn. 2014；57(1)：52-62.
13) Anderson S, et al：Proc Natl Acad Sci USA. 2013；110(11)：4357-62.

3 難聴と認知機能

2 補聴器や人工内耳の装用で認知機能は改善するのか？

亀井昌代

補聴による認知機能

　高齢化社会では生活の質の維持に聴覚的コミュニケーションが欠かせない。高齢者が聞こえないことに気づいて聞き返した場合，何度繰り返してもらっても聴取できないということがしばしばある。一般に二度の聞き返しはお互いに許容できるが，三度以上になるとどちらかが「もういい」とあきらめや怒りを示し，聴覚コミュニケーション障害が悪化する。これを繰り返すと家族関係の崩壊やうつ症状へとつながる。家庭内だけでなく，社会への不参加，社会からの離脱や途絶につながる。これを防ぐために聴覚コミュニケーションの改善が必要である。しかしながら，加齢による難聴に対して現在の医学では聴力自体が改善することはないため，補聴器を利用した介入が必要となる。また90dB以上の重度難聴では補聴器の装用効果が低いため，人工内耳の適応となる。成人における人工内耳の適応基準に，年齢の制限は設けられていない（**表1**）[1]。ただし，重篤な全身疾患のないこと，術後のリハビリに根気強く通院可能なこと，本人のやる気，家族の支援が十分にあることなどを事前に確認しておく必要がある。2017年Lancet国際委員会の報告で，認知症に関する修正可能であり重要なリスク要因に難聴が挙げられた[2]。

　難聴高齢者への補聴器による認知機能の維持や改善の報告が多くみられる。Lin[3]らは60歳代の605名を対象に，良聴耳の聴力レベル認知機能検査〔遂行機能の検査Digit Symbol Substitution Test（DSST）〕を施行し，聴力悪化によりDSSTスコアは悪化するが，補聴器使用者は聴力低下の重症度や年齢，性，人種，教育レベル，収入を調整しても有意にDSSTスコアが高かったと報告している。MacDonaldら[4]は，入院患者のMMSEの評価について集音器を用いて行った結果をランダム化比較試験で検討したところ，集音器を使うと有意にMMSEスコアがよいことを報告している。米国のMulrowらは良聴耳4周波数（0，5，1，2，4kHz）平均聴力が40dB以

表1 ○ 成人人工内耳適応基準（日本耳鼻咽喉科学会2017年改定）

1. 聴力
各種聴力検査の上，以下いずれかに該当する場合。 i. 裸耳での聴力検査平均レベル（500Hz，1000Hz，2000Hz）が90dB以上。 ii. 平均聴力レベルが70dB以上，90dB未満で，なおかつ適切な補聴器装用を行った上で，装用下の最高語音明瞭度が50%以下の高度感音難聴
2. 慎重な適応判断が必要なもの
A) 画像診断で蝸牛に人工内耳を挿入できる部位が確認できない場合。 B) 中耳の活動性炎症がある場合。 C) 後迷路性病変や中枢聴覚障害を合併する場合。 D) 認知症や精神障害の合併が疑われる場合。 E) 言語習得前あるいは中の失聴例の場合。 F) その他重篤な合併症などがある場合。
3. その他考慮すべき事項
A) 両耳聴の実現のため人工内耳の両耳装用が有用な場合にはこれを否定しない。 B) 上記以外の場合でも患者の背景を考慮し，適応を総合的に判断することがある。 C) 高音障害型感音難聴に関しては別途定める残存聴力活用型人工内耳ガイドライン（日本耳鼻咽喉科学会2014）を参照とすること。
4. 人工内耳医療技術等の進歩により，今後も適応基準の変更があり得る。海外の適応基準も考慮し，3年後に適応基準を見直す。

（文献1より作成）

上の194人の退役軍人を対象に，補聴器装用群と非装用群に分けたランダム化比較試験を行い，装用4カ月後のShort Portable Mental Status Questionare（SPMSQ）は装用群で有意な改善を認めた[5]と報告している。トルコのAcarらは良聴耳4周波数平均聴力が40dBを超える難聴高齢者34人において，補聴器装用開始3カ月後のMMSEが有意に改善したことを報告している[6]。2015年には，仏国の25年にわたる脳の老化研究を目的とした65歳以上の3,670名に対する長期縦断疫学研究で，問診で難聴のない群と，問診で難聴があっても補聴器使用のない群ではMMSEの低下に有意な差があった。一方，補聴器を使用している群では難聴のない群と差がなく，認知機能が保たれており[7]，難聴者への適切な補聴器装用が認知機能低下をある程度抑制する可能性があると報告されている。さらに英国のUKバイオバンクの164,770名を対象とした大規模なデータから[8]は難聴と認知機能低下，抑うつ，社会的孤立，補聴器の使用との相互作用についての構造方程式モデリングの解析結果を示し（**図1**），難聴があると認知機能低下，抑うつ，社会的孤立は強まるが，補聴器装用では良好な認知機能との相関が認められたと報告された。また，LinらはMRIで聴覚中枢を計測し，聴力正常例75例と難聴症例51例を比較すると，難聴症例では聴覚中枢の脳の萎縮がみられたと報告している[9]。

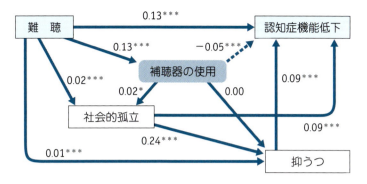

図1 難聴，補聴器装用，社会的孤立，うつ，認知機能の相関
RMSEA (Root Mean Square Error of Approximation) = 0.034
(90% CI : 0.033, 0.035)
Probability RMSEA ≦ 0.5 = 1.000
CFI (Comparative Fit Index) = 0.967
TLI (Tucker Lewis Index) = 0.907
***$p<0.001$, *$p<0.05$

（文献8より改変）

　老人性難聴の診察においては予防の啓発と補聴器などを用いた認知症予防対策が今後重要になると考えられる。日頃から対話を好み，社会に出ていく生活に親しんでいる人は比較的早い時期から難聴に気づき対策を求めている。このように積極的に対策を求めている高齢難聴者に対しては，補聴手段の提案が必要となる。加速度的に高齢化が進むわが国において，老人性難聴への対応は必須である。うつや認知症といった社会問題にも発展する可能性があるために，耳鼻咽喉科専門医によるきめ細やかな対応が重要である。

文献
1) 日本耳鼻咽喉科学会：Ⅱ成人人工内耳適応基準(2017). [http://www.jibika.or.jp/members/iinkaikara/pdf/artificial_inner_ear-adult.pdf]
2) Livingston G, et al : Lancet. 2017 ; 390(10113) : 2673-734.
3) Lin, FR : J Gerontol A Biol Sci Med Sci. 2011 ; 66(10) : 1131-6.
4) MacDonald AA, et al : Am J Geriatr Psychiatry. 2012 ; 20(4) : 355-61.
5) Mulrow CD, et al : Ann Intern Med. 1990 ; 113(3) : 188-94.
6) Acar B, et al : Arch Gerontol Geriatr. 2011 ; 52(3) : 250-2.
7) Amieva H, et al : J Am Geriatr Soc. 2015 ; 63(10) : 2099-104.
8) Dawes P, et al : PLoS One. 2015 ; 10(3) : e0119616.
9) Lin FR, et al : Neuroimage. 2014 ; 90 : 84-92.

4 人工内耳

1 どのような難聴が適応か

嶋本記里人

1 人工内耳と難聴の種類

　音は外耳，中耳，内耳，後迷路を伝わって脳に情報として届く。外耳は鼓膜までの通り道，中耳は鼓膜の奥で音を伝える3つの耳小骨が入る空間，内耳は音声信号を電気信号に変換する感覚神経，後迷路は電気信号を脳に伝える神経である。この過程のどこかで障害が起こると難聴が生じる。

　音振動の伝わりが障害されたものを伝音難聴（外耳，中耳で発生），音を感じる神経が障害されたものを感音難聴（内耳，後迷路で発生）と言い，この両者が混在したものを混合性難聴と呼ぶ。

　外耳道から入った音は鼓膜を振動させ，耳小骨を通って蝸牛に伝わる。蝸牛にはCorti器と呼ばれる重要な器官があり，有毛細胞という感覚細胞がある。音の振動が蝸牛に伝わり，蝸牛の有毛細胞に機械的な刺激が加わると，細胞が興奮して電気信号に変換される。この信号は聴神経に伝わり，さらに脳へ届き，音や声として認識される。

　鼓膜や耳小骨の問題により起こっている難聴，すなわち伝音難聴は，手術などの処置によって改善可能な場合がある。しかし，蝸牛が傷んでしまっている難聴，すなわち感音難聴は，今の医学では機能回復は困難である。

　人工内耳は，機能の低下した蝸牛に取って代わるものであり，音を電気信号に変え，蝸牛の中に入れた刺激装置（電極）で直接聴神経を刺激する装置である（図1）。つまり，蝸牛が原因で生じた高度の感音難聴に対しては，人工内耳が有効と言える。感音難聴の大部分は蝸牛に原因があるので，高度感音難聴の患者の多くで人工内耳が有効である。蝸牛が傷んでいても，らせん神経節細胞（蝸牛神経）が生存している必要があるので，核磁気共鳴画像（magnetic resonance imaging：MRI）で蝸牛神経がしっかり描出されている場合は，人工内耳が有効である可能性が高いとされている。

　一方，蝸牛より脳に近い部分の障害では，人工内耳では効果が見込めない。脳出血

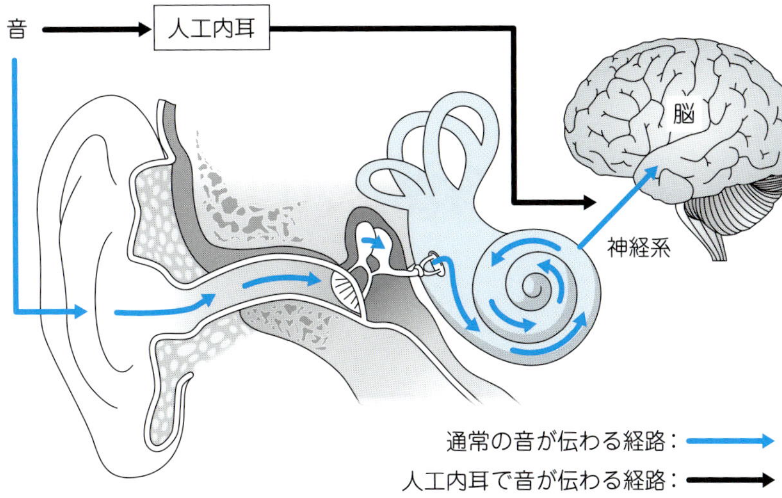

図1 ○ 人工内耳で音が伝わる経路

通常の音が伝わる経路：——→
人工内耳で音が伝わる経路：——→

や脳梗塞といった脳の病気や，聴神経腫瘍に代表される内耳道の病気で難聴となった患者には必ずしも十分な効果は期待できない。

2 auditory neuropathy

　また，1996年に初めて報告された新しい聴覚障害にauditory neuropathyがある。この疾患の特徴は，純音聴力検査では両側低音型障害，語音聴力検査では最高明瞭度が50％以下，耳音響放射は正常反応，聴性脳幹反応（auditory brain-stem response：ABR）は無反応である。難聴遺伝子変異の検査では*OTOF*が多く発見されるようになった。患者の聞こえに関する訴えは強いが，ほとんどの病院の耳鼻科で正しい診断ができない。治療法として，補聴器は効果がなく，大きな効果があると言われているのは人工内耳手術である。

4 人工内耳

2 小児と成人の適応基準

嶋本記里人

　人工内耳は，現在世界で最も普及している人工臓器の1つである。人工内耳の適応を簡潔に言うと，難聴患者で補聴器の装用効果がほとんど認められない方である。わが国では，1歳以上の小児から高齢者まで，幅広い年齢層で人工内耳手術が行われており，人工内耳の装用者数は，1985～2008年で計5,700人，2008年以降は毎年約500人ずつ増え，現在は約10,000人を超えていると言われている。

　小児（1～18歳未満），成人（18歳以上）のそれぞれで，日本耳鼻咽喉科学会により人工内耳の適応基準が定められている。以下に説明する。

1 小児人工内耳適応基準（2014年）

　日本耳鼻咽喉科学会より以下を抜粋する[1]。

1）人工内耳適応基準

　小児の人工内耳では，手術前から術後の療育に至るまで，家族および医療施設内外の専門職種との一貫した協力体制がとれていることを前提条件とする。

（1）医療機関における必要事項

　a) 乳幼児の聴覚障害について熟知し，その聴力検査，補聴器適合について熟練していること。

　b) 地域における療育の状況，特にコミュニケーション指導法などについて把握していること。

　c) 言語発達全般および難聴との鑑別に必要な他疾患に関する知識を有していること。

（2）療育機関に関する必要事項

　聴覚を主体として療育を行う機関との連携が確保されていること。

a) 家族からの支援

幼児期からの人工内耳の装用には長期にわたる支援が必要であり，継続的な家族の協力が見込まれること。

b) 適応に関する見解

2)に示す医学的条件を満たし，人工内耳実施の判断について当事者（家族および本人），医師，療育担当者の意見が一致していること。

2) 医学的条件

(1) 手術年齢

a) 適応年齢は原則1歳以上（体重8kg以上）とする。上記適応条件を満たした上で，症例によって適切な手術時期を決定する。

b) 言語習得期以後の失聴例では，補聴器の効果が十分でない高度難聴であることが確認された後には，獲得した言語を保持し失わないために早期に人工内耳を検討することが望ましい。

(2) 聴力，補聴効果と療育

a) 各種の聴力検査の上，以下のいずれかに該当する場合。

　i. 種々の聴力検査を用いても両耳とも平均聴力レベル90dB以上。

　ii. 上記の条件が確認できない場合，6カ月以上の最適な補聴器装用を行った上で，装用下平均聴力レベルが45dBよりも改善しない場合。

　iii. 上記の条件が確認できない場合，6カ月以上の最適な補聴器装用を行った上で，装用下の最高語音明瞭度が50%未満の場合。

b) 音声を用いて様々な学習を行う小児に対する補聴の基本は両耳聴であり，両耳聴の実現のために人工内耳の両耳装用が有用な場合にはこれを否定しない。

(3) 例外的適応条件

a) 手術年齢

髄膜炎後の蝸牛骨化の進行が想定される場合。

b) 聴力，補聴効果と療育

　i. 既知の，高度難聴をきたしうる難聴遺伝子変異を有しており，かつABR等の聴性誘発反応および聴性行動反応検査にて音に対する反応が認められない場合。

　ii. 低音部に残聴があるが1kHz〜2kHz以上が聴取不能であるように子音の構音獲得に困難が予想される場合。

(4) 禁忌

中耳炎などの感染症の活動期

慎重な適応判断が必要なもの

a）画像診断で蝸牛に人工内耳が挿入できる部位が確認できない場合。

b）反復性の急性中耳炎が存在する場合。

c）制御困難な髄液の噴出が見込まれる場合など，高度な内耳奇形を伴う場合。

d）重複障害および中枢性聴覚障害では慎重な判断が求められ，人工内耳による聴覚補償が有効であるとする予測がなければならない。

2 成人人工内耳適応基準（2017年）

日本耳鼻咽喉科学会より以下を抜粋する[2]。

本適応基準は，成人例の難聴患者を対象とする。下記適応条件を満たした上で，本人の意思および家族の意向を確認して手術適応を決定する。

(1) 聴力および補聴器の装用効果

各種聴力検査の上，以下のいずれかに該当する場合。

i. 裸耳での聴力検査で平均聴力レベル（500Hz，1000Hz，2000Hz）が90dB以上の重度感音難聴。

ii. 平均聴力レベルが70dB以上，90dB未満で，なおかつ適切な補聴器装用を行った上で，装用下の最高語音明瞭度が50%以下の高度感音難聴。

(2) 慎重な適応判断が必要なもの

a）画像診断で蝸牛に人工内耳を挿入できる部位が確認できない場合。

b）中耳の活動性炎症がある場合。

c）後迷路性病変や中枢性聴覚障害を合併する場合。

d）認知症や精神障害の合併が疑われる場合。

e）言語習得前あるいは言語習得中の失聴例の場合。

f）その他重篤な合併症などがある場合。

(3) その他考慮すべき事項

a）両耳聴の実現のため人工内耳の両耳装用が有用な場合にはこれを否定しない。

b）上記以外の場合でも患者の背景を考慮し，適応を総合的に判断することがある。

c）高音障害型感音難聴に関しては別途定める残存聴力活用型人工内耳ガイドライン[3]を参照すること。

今後も適応基準の変更がありうる。海外の適応基準も考慮し，3年後に適応基準を見直すことが望ましい。

3 まとめ

わかりやすく言うと，小児の人工内耳は1歳以上の両側高度難聴で，半年以上補聴器を装用しても効果のみられない症例が適応となり，成人（18歳以上）では両側の高度感音難聴で補聴器装用効果の不十分な症例が適応となり，全身麻酔が可能であれば年齢制限はない。

人工内耳は，その有効性に個人差があり，また手術直後から完全に聞こえるわけではない。

人工内耳を通して初めて聞く音は，個人により様々な表現がなされるが，本来は機械的に合成された音である。しっかりとリハビリテーションを行うことで，多くの場合徐々に言葉が聞き取れるようになってくる。このため，術後のリハビリテーションが大切であり，また，本人の継続的な積極性と，家族の協力が必要である。

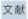

1) 日本耳鼻咽喉科学会：小児人工内耳適応基準．[http://www.jibika.or.jp/members/iinkaikara/pdf/artificial_inner_ear-child.pdf]
2) 日本耳鼻咽喉科学会：成人人工内耳適応基準．[http://www.jibika.or.jp/members/iinkaikara/pdf/artificial_inner_ear-adult.pdf]
3) 日本耳鼻咽喉科学会 EASに関するガイドライン検討研究会：新医療機器使用要件等基準策定事業（残存聴力活用型人工内耳）報告書．2014．[http://www.jibika.or.jp/members/jynews/info_naiji.pdf]

4 人工内耳

3 人工内耳の聞こえの仕組み

平海晴一

　人工内耳は，補聴器を使っても会話ができないような高度難聴の患者の耳に，手術によって植え込むことで音を伝えるものである。聞こえ方には個人差があるが，言葉を覚えてからの失聴（言語習得後失聴）では，雑音の少ないところで1対1であれば会話ができる程度まで聞こえるようになることが多い。言葉を覚える前からの失聴（言語習得前失聴）では早期の手術が必要であるが，普通学校への進学が可能となる症例も稀ではない。

　人工内耳を使ってもまったく正常な聞こえになるわけではないが，いままで筆談や読唇に頼らざるを得なかった患者の多くで音声言語を用いた意思疎通が可能となる。20世紀の発明品の中で最も優れたもののひとつとも言われ，日本でも既に10,000人以上の方が手術を受けている。

1 人工内耳の仕組み

　自然界の音は，様々な高さの音が組み合わせられてできている複合音である。これらの音は蝸牛において，それぞれの音の周波数によって決まった場所で内有毛細胞を興奮させる（トノトピー）。この細胞の興奮が蝸牛神経を通じて脳に伝わることで，我々は音を感じることができる。感音難聴患者の多くは，このうちの有毛細胞が減少していたり機能を失っていたりするため，十分に音を感じることができない。

　人工内耳は大まかに言えば，マイクとコンピュータと蝸牛の中に埋め込む電極（蝸牛内電極）から構成されている。マイクで音を拾い，コンピュータで分析し，どのような周波数成分が多いのかを計算する。その結果から，蝸牛の中の適切な場所で蝸牛神経の細胞体（らせん神経節細胞）を直接電気刺激することにより，音を脳に伝える（図1）。

　しかしながら，内有毛細胞は正常な耳ならば約3,500個であるのに対し，人工内耳

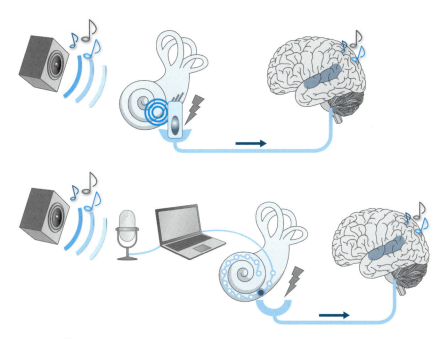

図1 正常の内耳と人工内耳の違い
正常内耳では音の種類によって決まった位置で蝸牛の基底板が振動して有毛細胞が興奮し，その刺激が中枢に伝わる．人工内耳ではマイクとコンピュータで音を解析し，内耳に挿入した電極の適切な部分に電流を流してらせん神経節細胞を興奮させる

では電極数はせいぜい20個前後で，自然の音をそのまま脳に伝えることはできない．そのため，人工内耳では言葉の聞き取りに重要な情報を選択している．言葉の中からどのような音の成分を抽出し，どのようにらせん神経節細胞に伝達するかのプログラムを，コード化法と呼ぶ．

2 人工内耳のコード化法

　語音の認知には心理状況や環境などが複雑に関与するが，コード化法を考える際には音そのものの持つ音響学的特徴を理解することが重要となる．音の性質は，基本的には周波数情報，時間情報，音の大きさの3つの要素に分けることができる．語音は多くの周波数成分を含むが，これらの周波数成分が子音から母音，母音から子音へと経時的に変化していく．

　人工内耳では音をいくつかの周波数帯に分解して解析するが，この際に，解析する音の持続時間が短いと周波数情報が不正確となる．解析する音の持続時間が長いと，

周波数は正確に分析できるが時間的な変化は埋没してしまう。また，人工内耳では，周波数情報は刺激する電極の位置としてコード化するが，電極を増やしすぎると電極間の距離が短くなり，結果として刺激するらせん神経節細胞の違いがなくなってしまう。そのため，人工内耳では周波数情報と時間情報をどのようなバランスで処理するかが問題となる。

　周波数情報に関しては，前述のように3,500個の内有毛細胞の機能をせいぜい20個の電極でカバーするため，すべての周波数をコードすることは不可能である。そのため，現在の人工内耳のコード化法では，語音理解を向上させるためにフォルマントを中心に解析している。

　語音をはじめとした自然の音は複合音であり，最も低い基本周波数(F0)と，その整数倍の周波数からなる音(倍音)が組み合わさってできている。たとえば基本周波数が200Hzであれば，400Hz，600Hz，800Hz，1,000Hz，1,200Hz，…といった音が組み合わせられている。これらの周波数成分は同じ割合ではなく，エネルギーの多い成分，少ない成分がある。そのエネルギーのピークを示す周波数をフォルマントと呼び，低いほうから第一フォルマント，第二フォルマント，第三フォルマント，…と呼ぶ。語音の特性は，このフォルマントで決定される。音の高さは基本周波数で決定されるため男性と女性では基本周波数は異なるが，フォルマントは同じ言葉であれば比較的一定の範囲に収まる。人工内耳ではどの周波数帯域ごとにエネルギーを測定することでフォルマントを再現している。

　しかしながら，フォルマントに相当する刺激だけを伝えても言葉としては聞こえない。開発当初の人工内耳では基本周波数とフォルマントに相当する部分の電極のみを刺激するコード化法が用いられていた(F0/F2法，F0/F1/F2法，MPEAK法)。しかし，この方法では言葉の聞き取りは不十分であった。1990年前後になり，音をいくつかの周波数帯域に分けてそれぞれのエネルギーに従って広い範囲で電極を刺激する方法が開発された。この方法にはcontinuous interleaved sampling (CIS)法とn-of-m法の2つがあり，現在使用されているコード化法も基本的にはこれらの応用になる。CIS法とn-of-m法の登場で，言葉の聞き取りは劇的に改善した。ここではこの2つに加え，現在わが国で使用可能な新しいコード化法についても解説する。

1) n-of-m法[1]

　n-of-m法では，入力された音を比較的多くの周波数帯に分け，その中からエネルギーの強い周波数帯域(frequency band)を選択して対応する電極を刺激する。複数の周波数帯域(m)から数個の周波数帯域(n)を選ぶため，n-of-m法と呼ばれる。

　n-of-m法の代表は，コクレアのACE法と呼ばれる方法で，ACE法では入力音は

22の周波数帯域ごとにエネルギーが測定される。その中で6～10個のエネルギーの強い周波数帯域 (spectral maxima) が抽出され，該当するチャネルがパルス波で刺激される。電極の間で電流がショートしないように，刺激はわずかな間隔をあけて順次出力される。刺激が一巡すると次の音が解析され，新たな刺激が繰り返される。

2) CIS法[1]

CIS法では常に一定の電極数を刺激に使用する。たとえばメドエルの人工内耳では12個の電極を用いるが，この場合入力された音は12個の周波数帯域に分割され，それぞれのエネルギーが測定される。それぞれの周波数帯域は電極に対応しており，測定したエネルギーに従って電極が順次刺激される。各チャネルの刺激頻度を高く設定できるため，急速に変化する音声入力によく追随できる。

3) 仮想電極[2]

人工内耳の蝸牛内電極とらせん神経節細胞は直接連結していないため，単純に物理的な電極を増やしても言葉の聞き取りはあまり変わらない。そのため，物理的な電極を増やすのではなく仮想電極を用いることで，より細かく周波数をコードする方法が試みられている。その代表がアドバンスト・バイオニクスのHiRes Fidelity 120法である。

いままでの人工内耳では，ショートを避けるため同時に1つの電極しか電流を流すことができなかったが，HiRes Fidelity 120では電極に特殊な工夫をして電流の流れる方向を制御することで，ショートさせることなく複数の電極に電流を流すことを可能とした。この方法では，たとえば隣接する2つの電極に同時に電流を流すと，電極と電極の中間に位置しているらせん神経節細胞が最も強く刺激される。物理的な電極は16個であるが，さらに細かく電流量を調節することで，仮想的に120個の電極をつくり出すことができる。この方法では倍音成分の違いをコードできるため，音のピッチもある程度理解できる。

4) FSP法[2]

複合音のピッチは基本周波数で決まるが，その仕組みは純音とは異なり単純なトノトピーのみで決定されるわけではない。基本周波数はトノトピーに従い蝸牛の決まった位置で神経を刺激する。この位置もピッチには重要であるが，神経興奮の頻度も音のピッチを理解することに重要な役割を果たす。有毛細胞は基底板の振動に従い興奮する。たとえば200Hzの音では基底板は200Hzで振動する。その場合，有毛細胞も200Hzの頻度で発火することとなる。この発火のタイミングも，音のピッチ認識に

関与している。

　fine structure processing（FSP）法では基本周波数を算出し，それに合わせた頻度で電極を刺激する。実際には高音域では神経興奮の発火頻度が追従できないため，低い周波数帯域にFSP法を追加して他の周波数帯域ではCIS法を用いている。FSP法も音のピッチを理解するのに貢献する。

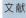

1) 平海晴一, 他：JOHNS. 2004；20(1)：43-7.
2) Hiraumi H：Recent Progress in Cochlear Implant. Regenerative Medicine for the Inner Ear. Ito J, ed. Springer Japan, 2014, p139-47.

4 人工内耳

4 音楽を楽しむことはできるのか?

平海晴一

　人工内耳は基本的に言葉を聞き取るために調整されている機械である。そのため，人工内耳で音楽を楽しむためにはいくつかの制限があるが，多くの人がそれぞれの方法で音楽を楽しんでいる。ここで大切なのは「音楽が理解できる」ことと，「音楽を楽しむことができる」ことは，必ずしも一致しないということである[1]。本項ではこの2つを区別して説明する。

1 人工内耳では音楽が理解できるか

　音楽は，リズムやテンポといった音の時間的変化と，ピッチやハーモニーといった周波数，そして楽器の種類を特徴づける音色からなる。楽器の音は言語と同様に複数の正弦波が重複した複合音である。基本周波数(F0)と呼ばれる最も低音と，その整数倍の周波数を持つ音(倍音)が合わせられてできており，基本周波数が音のピッチ(高さ)を決定する。音色は倍音の割合とその時間的変化から決定される。

　現在の人工内耳は処理速度が非常に高速で，音の時間的変化は十分理解できる。その一方で，音楽を理解するために必要な周波数情報に関しては十分とは言えない。問題のひとつは，人工内耳では基本周波数がわかりにくいことである。人工内耳の基本的なコード化法であるn-of-m法やCIS法ではもともと基本周波数はコードされておらず，複合音のピッチは理解できない。仮想チャネルやFSP法などの新しいコード化法ではある程度のピッチは理解できるようになってきたものの，それでも十分とは言えない。そのため人工内耳では，ドレミファソラシドなどの音階がすべて同じ音に聞こえてしまう。

　もうひとつの問題は和音である。我々は和音を聞いたときに，それぞれの音が混ざった音ではなく別々の音が同時に聞こえる。これは聴覚の大きな特徴で，たとえば視覚では赤と青の光を同時に提示すると紫に見えるが，聴覚ではドとミを同時に聞か

せてもドとミの和音として聞こえるだけで，決してレに聞こえることはない。これは，正常な耳では複合音を基本周波数ごとに再構成する仕組みがあるからで，人工内耳では基本周波数が認識できないため和音の成分をそれぞれに再構成することができず，和音を楽しむことができない。

音色に関しては，音の成分の大まかな割合やそれぞれの成分の時間的変化から，ある程度の理解は可能である。種々の楽器の音を単独で提示されると，それぞれの楽器の音を区別することも可能である。しかしながら，同時に複数の楽器で演奏されると，和音と同様に，音を楽器ごとに聞き分けることは難しい。

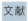 音楽を楽しむことができるか

前述のように人工内耳では音楽を理解するのに限界がある。しかしながら，音のピッチや和音が理解できなくても人工内耳で音楽を楽しむことは可能である。音楽を楽しむことに対しては，音楽がどれだけ理解できるかは若干影響するものの，それ以上にもともと音楽を楽しんでいたか，音楽が好きか，などが関与する。新しい音楽を学ぶことは容易ではないが，聞いたことのある音楽であれば，音の時間的変化や可能な範囲での周波数情報から，脳の中で元の音楽を再現することが可能である。また，楽器の数が少なく環境の反響音が少ないほうが音楽を快適に感じることが報告されているため，音楽の周波数情報を単純なものに加工することも有効である[2]。既存の音楽を人工内耳で聞き取りやすいように加工し，そのような音楽のライブラリを作成する試みも行われている。

音楽の楽しみ方は人によって様々である。人工内耳の機器の進歩，コード化法の改善，音楽自体の工夫に加えて，積極的に音楽を楽しもうとする姿勢が重要である。

文献
1) Drennan WR, et al：Int J Audiol. 2015；54(2)：114-23.
2) Nemer JS, et al：Otol Neurotol. 2017；38(1)：31-7.

4 人工内耳

5 現在使用されている人工内耳の機種とそれぞれの特徴

平海晴一

　現在わが国で使用されている人工内耳は，3つのメーカーからそれぞれ特徴を持った機種が提供されている。人工内耳は大きく分けて埋め込み部本体（レシーバースティミュレータ，蝸牛内電極），外付け部（サウンドプロセッサ，オーディオプロセッサ）に分けることができる。この項では3つのメーカーに分けて，それぞれの部分の性能を説明する。

1 コクレア（図1）

　コクレア（本社：オーストラリア）の人工内耳は現在使用されているタイプの人工内耳（多チャネル型人工内耳）の中で最も早い時期に承認された機械である。通算装用者数は最も多く，また人工内耳調整のための機械も広く普及している。人工内耳は定期的に機器の調整が必要であるが，そのためには専用の装置が必要となる。コクレア

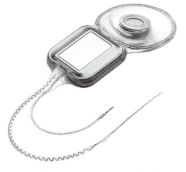
レシーバースティミュレータ（RS）

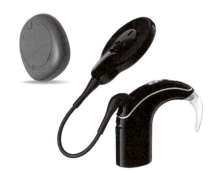
サウンドプロセッサ（SP）

図1 ● コクレアの人工内耳

（コクレアホームページ［https://www.cochlear.com/jp］より）

の人工内耳を使用している場合，転居先でも機器の調整を行える施設が見つかりやすいと言える。

コクレア製人工内耳の蝸牛内電極は，22個の刺激部分（チャネル）を持っている。これはコード化法としてn-of-m法を主体としていることに関連している。蝸牛内電極の形状は細く直線的なタイプと，蝸牛に巻き付くようにもともとらせん型につくられたタイプ（プレカーブ電極）がある。直線的なタイプは細く柔らかいため，蝸牛内に電極を挿入する際に内耳の内部構造を破壊しづらいようになっている。プレカーブ電極は，白金のスタイレットで直線状にした状態で蝸牛内に挿入し，スタイレットを抜去すると蝸牛内で電極が蝸牛軸に巻き付くような形態となる。以前の機種では電極挿入により内耳の内部構造を破壊しやすい傾向にあったが，現在は内耳構造を保存しやすい形状・材質になっている。また，電極がずれにくく，理論上は少ない電力で音感を得ることができる。

レシーバースティミュレータはわが国で使用できるインプラントの中では最も薄くできている。

人工内耳植え込み患者は術後のMRI撮影に制限が生じるが，コクレアの人工内耳では手術で内部の磁石を一時的に取り出すことで3.0TのMRI撮影が可能となる。また，頭部に弾性包帯をしっかりと巻き，磁石がずれないようにすることで，1.5Tであれば一定の条件で磁石を取り外すことなくMRI撮影が可能である。

サウンドプロセッサは，耳掛け型と一体型がある。耳掛け型は補聴器と同じような形の部分と，レシーバースティミュレータに刺激を送る送信コイルからできている。一体型では本体と送信コイルが一体化しており，ボタンのような形の本体を側頭部に磁石で固定する。一体型では充電池が使えない点を除けば，性能に差はない。

2 メドエル（図2）

メドエル（本社：オーストラリア）の人工内耳は近年装用者が増加している。そのため，機器の調整を行える施設も見つけやすくなっている。

メドエル製人工内耳の蝸牛内電極は，12個の刺激部分（チャネル）を持っている。これはわが国で使用できる人工内耳の中では最も少ないが，メドエルではコード化法として，CIS法を主に採用しているためチャネルの数が少なくても言葉の聞き取りは劣らない。

蝸牛内電極の形状は直線的なタイプであるが，長さと柔らかさにいくつかのバリエーションがあり，患者ごとに使い分けが可能である。蝸牛内電極は長いほうが幅広い周

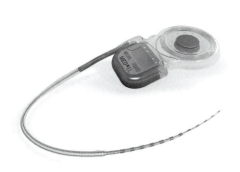 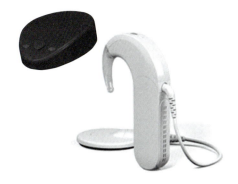

レシーバースティミュレータ（RS）　　　　　　　オーディオプロセッサ（AP）

図2 メドエルの人工内耳

(メドエルホームページ [https://www.medel.com/jp/cochlear-implants] より)

波数を刺激できるが，長すぎると蝸牛内に入りきらない場合がある。また低音の聴力が残っている場合，ある程度短い電極を使うことでこの低音域の残聴を保存できる。メドエルの人工内耳では，残存聴力や蝸牛の形態・大きさによって，最適な蝸牛内電極を選ぶことが可能である。

　レシーバースティミュレータは薄くできており，本体が安定しやすいように突起がついているタイプがある。レシーバースティミュレータを設置する部分の骨に穴をあけてこの突起をはめ込むことで，本体が安定する。

　術後のMRI撮影に関しても，磁石を取り出すことなく3.0TのMRI撮影が可能である。ただし，頭部の撮影を行う場合はそのままでは画像が乱れるため，人工内耳に近い部分の脳を観察する必要がある場合は手術で一時的に磁石を取り出す。

　オーディオプロセッサは，コクレアと同様に耳掛け型と一体型がある。耳掛け型のオーディオプロセッサは非常に薄く，装用感に優れている。一体型はメドエルが初めて発売し，好評を博した。眼鏡を装用している人や審美性を気にする患者は一体型を選択することが多い。

3 アドバンスト・バイオニクス（図3）

　アドバンスト・バイオニクス（本社：米国）の人工内耳は米国を中心に広く使用されている。わが国では他社に比べて装用者は少ないものの，日本光電と業務提携しているため地方でも機器の故障などに対するバックアップは受けやすくなっている。

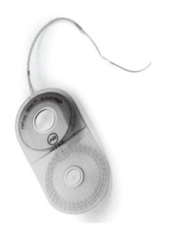
レシーバースティミュレータ（RS）

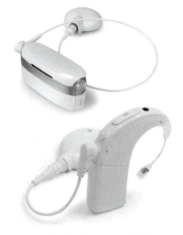
サウンドプロセッサ（SP）

図3 ◎ アドバンスト・バイオニクスの人工内耳
（アドバンスト・バイオニクスホームページ［https://advancedbionics.com/content/advancedbionics/com/en/home.html/］より）

　アドバンスト・バイオニクス製人工内耳の蝸牛内電極は16個のチャネルを持っている。また，コクレアと同様に細く直線的なタイプとプレカーブ電極がある。
　現在の機種のレシーバースティミュレータはやや大きいものの，今後薄いタイプの発売が予定されている。
　MRI撮影は，コクレアの人工内耳と同様に手術で内部の磁石を一時的に取り出すことで3.0TのMRI撮影が可能である（わが国では未承認）。また，弾性包帯で磁石を固定することで一定の条件で1.5Tの撮影が可能である。
　アドバンスト・バイオニクス製人工内耳の最大の特徴は，電流源が16個準備されており，16個の電極をそれぞれ自由に刺激することが可能となっている点である。実際にはショートが生じるため無制限に電極を刺激することはできないが，この特徴を利用することで，5章4-3（p184）で述べたように最大120個の仮想チャネルを実現している。
　サウンドプロセッサは，耳掛け型と一体型がある。耳掛け型は他社と同様の形状であるが，アドバンスト・バイオニクスは補聴器の大手メーカーであるフォナックの傘下にあるため補聴器の補助システムとの連携が非常に良好である。一体型では他社と異なりやや大型であるが，単4電池が使用できるため急な電池切れにも対応が容易である。また，完全防水になっており，そのままで水泳が可能である。

4 その他

　わが国では発売されていないものの，Neurelec（仏国），ニューロトロン（中国）が海外では使用されている。人工内耳機器は，メーカーや機種によって機械的な差はあるが，実際に装用してからの言葉の聞き取りには極端な差はない。手術方法も以前は機種によって若干の違いがあったものの，現在はほぼ同一になっている。内耳の形態や難聴の原因，中耳の状態，失聴してからの期間などの医学的理由で機種が限定される場合もあるが，それ以外は機器の操作感や外見などで選択してもらうことも多い。

4 人工内耳

6 補聴器と人工内耳は併用できるのか？

平海晴一

　人工内耳から聞こえる音は神経が電気刺激されて生じるものであり，補聴器から聞ける音は音響により有毛細胞が興奮して生じるもので，その性質が異なっている。また，人工内耳から聞こえる音はコンピュータで処理されるため，補聴器で聞く音よりもわずかにタイミングがずれる可能性がある。そのため，人工内耳医療の始まった当初は，補聴器を人工内耳に併用するのはかえってよくないとされていた。

　しかしながら徐々に人工内耳の性能が向上し，コード化法も自然な音波形を再現できるようになり，近年では人工内耳と対側に補聴器を併用することの有用性が明らかになっている。人工内耳と補聴器併用の最も大きなメリットは比較的安価で両耳から音を聞くことができる点である。これに加えて補聴器は人工内耳が不得意とする低音や音のピッチ情報を伝えてくれる。

1 補聴器と人工内耳による両耳聴効果

　両耳で音を聞くことは，日常生活の中でいろいろな意味を持っている。離れたところからの音を聞くだけであれば両耳と片耳の差は3dB程度で，きわめて小さいものであるが，近くから話しかけられる場合，聞こえない耳の側からでは聞こえがかなり悪くなってしまう。先天性の一側難聴の患者は，自然に立ち位置などで聞こえない耳の側からの会話を避ける習慣が身についているが，成長してから一側難聴となった場合は片耳しか聞こえないことで難渋する場面は少なくない。

　両側ともまったく聞こえない場合は，両耳聴を得るためには両側の人工内耳手術が必要となるが，ある程度の聞こえが残っている場合は一側に人工内耳手術を行い，反対側に補聴器を併用することで両耳聴を得ることができる。ただし，人工内耳の効果自体は残存聴力や難聴の期間に影響を受けるため，左右差がある場合にはどちらの耳に人工内耳手術をするかは慎重に検討する必要がある。

2 補聴器と人工内耳の相補的効果

　両耳聴になる以外に，人工内耳と補聴器は聞こえる音が異なるためお互いが相補的な効果を示すことがある。人工内耳では音のフォルマントを中心に情報を伝えるため，言葉の聞き取りは比較的良好である。その一方で低音の周波数を弁別するのが苦手なため，複合音のピッチ（高さ）をあまり区別できない。5章4-4（p189）でも述べた通り，音楽のメロディーはわかるものの音色はわかりにくい。

　一方，感音難聴は多くの場合高音から悪化するため，低音の聞こえはある程度残っている場合がある。低音が残っていると，言葉の理解はできない場合でも，音のピッチが理解しやすくなる。そのため，人工内耳に補聴器を併用することで，音楽をより楽しみやすくなる場合もある。

3 補聴器と人工内耳併用の工夫

　人工内耳と補聴器を併用する場合は，人工内耳と補聴器の調整が重要となる。人工内耳手術を行う人は，補聴器は性能の限界ぎりぎりまで調整されているため，初めから人工内耳を補聴器に合わせると，人工内耳の音が強すぎて不快に感じてしまうことも稀ではない。かといって，人工内耳の刺激を小さくすると，脳は補聴器を中心とした聞き取りから変化できず，人工内耳の効果を十分発揮できなくなってしまう。そのため，人工内耳を開始した直後は補聴器の利得を下げるなど，左右の耳のバランスをとる必要がある。

　一般に，適切な耳に人工内耳手術を行った場合，検査室では人工内耳と補聴器の併用でよい成績を示す場合でも，日常生活では補聴器装用を中止してしまう例も少なくない。これは人工内耳に限らず，両耳の聞こえや聞き取りに差がある場合，悪いほうの耳は過少に評価する傾向が人にはあるためである。そのため人工内耳と補聴器を併用した場合，聞き取りに差があると，悪いほうの耳の機器を使わなくなることが稀ではない。このことからも，人工内耳と補聴器の併用では，それぞれ単独で使用した場合の成績を向上させるように調節するのではなく，音の大きさや聞き取りを左右でバランスをとれるように調整することが重要である。

文献　1）平海晴一：JOHNS. 2016；32（12）：1742-4.

4 人工内耳

7 何歳まで手術できるのか?

平海晴一

　人工内耳手術において「手術は何歳までできるのか」という問題については，主に手術侵襲や効果に関する医学的側面と，費用面に関する医療経済的側面で検討する必要がある。

1 高齢者の人工内耳手術における医学的側面

　現在の人工内耳は機器が小さくなり，手術方法も洗練されてきたことで，手術自体の侵襲は非常に小さい。小児では1歳前後での手術が標準的となっており，高齢者であっても手術そのものの侵襲が問題となることはない。しかしながら，人工内耳手術は全身麻酔で行うことが標準的であるため，人工内耳手術の適応となるには基本的に2時間程度の全身麻酔に耐えうる状態が要求される。近年は呼吸器の問題等で全身麻酔が不可能な症例に対して局所麻酔下で人工内耳手術を行った例も報告されている。

　人工内耳の効果に関しては，年齢的な制限はない。高齢者ではらせん神経節細胞や中枢の変化が生じているため，以前は若年者に比べて人工内耳の効果が若干劣る可能性があると考えられていた。しかし，近年の報告では高齢者と若年者における人工内耳の成績には差がないとされている。ただし，高齢者では失聴期間が長くなる傾向があるため，人工内耳による語音の聞き取りが十分改善するまでの期間に若干影響することがある[1]。また，もともとの体平衡能が低下しているため，術後は手術に伴う平衡障害による転倒などに注意する必要がある。これらの点を考慮しても，近年は高齢者に対する人工内耳の高い有効性が明らかになっている。たとえばQOLに関しては，70歳前後で人工内耳手術を行った高齢者は若年者に比べてQOLの改善が大きいとする報告もある[2]。高齢者の難聴は社会活動からの逸脱につながり，さらにはうつや認知症をきたすことが注目されている。人工内耳は高齢者の社会活動への参加を促し，精神状態を安定させることに貢献することで，QOLを大きく改善させる。

2 高齢者の人工内耳手術における医療経済的側面

　また，人工内耳は保険医療で行うため，高齢者に対する人工内耳治療は，手術侵襲に加えて，費用面での社会的利益も考慮して適応を決定する必要がある。

　聴覚を取り戻すことの社会的利益を数値化することは容易ではないが，特に米国で広く用いられている手法が費用対効果分析(cost-utility analysis)である。これは，QOLで調整した質調整生存年(quality-adjusted life year：QALY)を測定し，費用/QALY比を指標とするものである。米国ではこれが50,000ドルを下回れば費用対効果が高いと判断される。

　過去の米国における報告では，成人の人工内耳の費用対効果は9,425～17,387ドルであり，いずれの報告も50,000ドルを下回っている[2]。高齢者においては9,530ドルと算出されており，十分に高い費用対効果を示している。この報告ではHealth Utilities Index Mark 3(HUI3)を用いたQOLの改善は0.24と算出されており[2]，たとえば人工内耳を10年使い続けるとして，人工内耳手術と術後の通院など全体にかかる費用を600万円としても，費用/QALY比は250万円となる。保険制度が異なるためこの数字を一概には評価できないものの，前述の通り米国では50,000ドル，英国では20,000ポンド，わが国では500万円程度をひとつの目安とすることが多いため，10年間使用し続けることが見込める場合は，医療経済的にも人工内耳治療を考えてもよい。

　高齢者に対して人工内耳手術を行った報告としては米国のJohns Hopkins大学では95歳，わが国でも91歳で手術を行った報告がある。また，アジア太平洋地域では98歳，ヨーロッパでは99歳での手術も報告されている[1]。

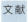文献
1) 佐藤宏昭：JOHNS. 2016；32(12)：1729-30.
2) Crowson MG, et al：Audiol Neurootol. 2017；22(4-5)：236-58.

4 人工内耳

8 片側それとも両側?

平海晴一

1 両側の効果

　人工内耳も補聴器と同様に，両側に装用することで両耳聴効果が期待できる。その
ため，単純に人工内耳で音を聞く効果のみを考えると，両側に人工内耳手術を行うほ
うが効果は高い。さらに，人工内耳の体内装置が故障する頻度は高くないものの，両
側で人工内耳を使用することで一側が故障した場合のバックアップの役割を果たすこ
ともできる。

　両側に人工内耳を装用するメリットの中で最も効果の大きいものは，頭部遮蔽効果
(head shadow effect) を解消できることである。ヒトの頭部は近くからの音をブロッ
クする働きが想像以上に大きい。そのため，片側しか聞こえない場合は反対側の近く
から話しかけられた場合に音を聞くことが困難となる。また，聞こえる側に騒音があ
る場合も聞こえが悪化してしまう。両側に人工内耳手術をすると，これらの問題は解
消できる。それ以外の両耳聴の効果としては，音をより大きく聞くこと，雑音と信号
音をよりきれいに分離すること，音の方向感覚を得ることなどの効果が期待できる。

2 両側の限界

　しかしながら，両耳聴の効果を十分に発揮するには，両耳間に音の到達する時間差
(両耳間時間差)，音の位相のずれ (両耳間位相差)，両耳間での音圧の差 (両耳間音圧
差) などを利用する必要がある。人工内耳は正常内耳に比べて時間分解能や周波数分
解能が劣るため，両耳間時間差や両耳間位相差はあまり利用できない。また，単純に
音を聞くだけであれば片耳聴と両耳聴の差は最大でも約3dBと決して大きなもので
はない。

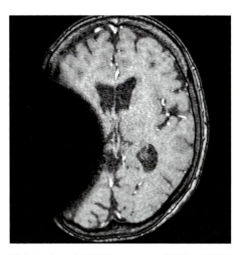

図1 ◯ 人工内耳患者における頭部MRI画像

　さらに，人工内耳を埋め込んだ耳ではMRIで脳の画像診断を行うことが難しくなる。近年の人工内耳ではMRI検査を受けること自体は可能となっているものの，人工内耳手術を行った側の脳は磁石の部分を中心にMRIには映らなくなる（図1）。両側に手術を行った場合はMRIによる脳の評価はさらに困難なものになってしまう。

　また，両側に人工内耳を装用することの社会的費用負担の問題もある。わが国では両側の人工内耳に対する明確な規制はないものの，単純に手術や機械の費用が2倍になってしまう。現在両耳聴のメリットを測定する基準は確立されたものがないが，費用対効果分析の点からは，両側人工内耳は片側人工内耳に劣るとする報告が多い。そのため，人工内耳を片側のみに手術するか両側に手術するかは，そのメリットとデメリットを勘案する必要がある。

3 小児の両側人工内耳

　両側人工内耳手術を特に推奨するのは先天性感音難聴である。わが国における小児人工内耳適応基準においても，「音声を用いて様々な学習を行う小児に対する補聴の基本は両耳聴であり，両耳聴の実現のために人工内耳の両耳装用が有用な場合にはこれを否定しない」と明記されている[1]。両耳聴効果を得るためには，中枢において両耳からの信号を統合・分析する必要がある。先天性難聴に対する人工内耳の効果は，手術時期が早いほうが高いことはよく知られているが，両耳聴のための神経回路の形成にも，なるべく早期から両耳聴を開始することが重要であることがわかっている[2]。

また，人工内耳装用開始後数年での言葉の聞き取りで，片側と両側では差が出ることも報告されている。両側に人工内耳手術を行う場合，後から手術した側の成績が悪くなることも報告されている。特に1つ目の人工内耳手術と2つ目の人工内耳手術が6カ月以上離れると，両側の効果が低くなってしまう。そのため両側手術をする場合は同時に手術するか，あまり間をあけずに手術するのがよい。その一方で，小児では特に低音部で聴力が残っているかどうかの判断が難しい。低音部の聞き取りが残っていると音楽や雑音下での語音聴取に有利である。そのため小児で両側人工内耳手術を行う場合は，基本的には残存聴力活用型人工内耳（electric acoustic stimulation：EAS）に準じた手術を行うのが好ましい。

　現在の人工内耳でも両側に装用するメリットはあるが，さらなる機器の進歩で両側装用の効果が向上する可能性がある。仏国Neurelecの人工内耳では，1台の体内装置（レシーバースティミュレータ）から2本の蝸牛内電極が出ており，これらを左右の内耳に挿入するタイプがある。このような機械では，現在の人工内耳では実現できていない両耳間時間差や両耳間位相差を活用できる可能性がある。残念ながら現時点では従来型の人工内耳を両側に使用する場合に比べて明らかな成績の向上はないが，今後の機器やコード化法の進歩による改善が期待できる。

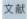文献
1) 日本耳鼻咽喉科学会：小児人工内耳適応基準（2014）．[http://www.jibika.or.jp/members/iinkaikara/artificial_inner_ear.html]
2) 神田幸彦：JOHNS．2016；32(12)：1745-7．

参考文献
▶ Yamazaki H：Cochlear implant：past, present, and future. Regenerative Medicine for the Inner Ear. Ito J ed. Springer Japan, 2014, p129-37.
▶ Hiraumi H：Recent progress in cochlear implant. Regenerative Medicine for the Inner Ear. Ito J ed. Springer Japan, 2014, p139-47.

4 人工内耳

9 新しい人工内耳EASの適応と効果

嶋本記里人

1 残存聴力活用型人工内耳（EAS）とは

　難聴者の中には，低音域は聞こえても高音域の聴力が極端に下がっている患者がいる。このような高音急墜型や高音漸傾型と呼ばれる難聴は，一部の原因遺伝子が明らかになってきたものの，詳しいことはわかっていない。初めは高音域の難聴が進み，いずれ低音域も難聴が進むことが多い。こうした患者は補聴器では会話に支障が出ることが多く，これまで有効な治療法がなかった。

　EASはハイブリッド型の人工内耳で，補聴器からの音と人工内耳による電気信号の両方で聞こえを改善する。耳に装用したマイクで拾った音を高音と低音に分けて，高音は電気信号として内耳に伝える一方，低音域は補聴器のように音を増幅して外耳道から送り込む仕組みとなっている。通常の人工内耳は両側とも90dB以上の高度難聴が適応となるが，低い音の聞こえにほぼ問題がなく，高い音の聞こえだけが高度難聴という高音障害型難聴は適応にならない。そこで，EASという新しい方式が開発され，わが国では2014年に保険適用された。

2 EASの適応

　新医療機器使用要件等基準策定事業（残存聴力活用型人工内耳）報告書[1]ではEASの適応について，以下のように述べられている。

　『下記の4条件すべてを満たす感音難聴患者が適応となる。

　①-1 純音による左右気導聴力閾値が下記のすべてを満たす（図1）[1]。

　　　　125Hz，250Hz，500Hzの聴力閾値が65dB以下／2,000Hzの聴力閾値が80dB以上／4,000Hz，8,000Hzの聴力閾値が85dB以上。

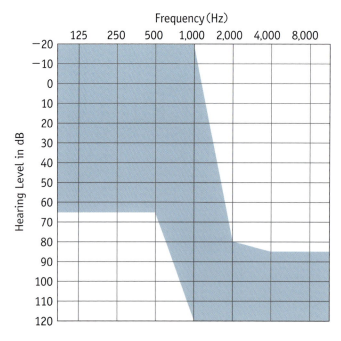

図1 純音聴力検査によるEASの適応　　　（文献1より引用）

　　※ただし，上記に示す周波数のうち，1箇所で10dB以内の範囲で外れる場合も対象とする。
①-2 聴力検査，語音聴力検査で判定できない場合は，聴性行動反応や聴性定常反応検査（auditory steady state response：ASSR）等の2種類以上の検査において，①-1に相当する低音域の残存聴力を有することが確認できた場合に限る。
② 補聴器装用下において静寂下での語音弁別能が65dB SPLで60％未満である。
　　※ただし，評価は補聴器の十分なフィッティング後に行う。
③ 適応年齢は通常の小児人工内耳適応基準と同じ生後12カ月以上とする。
④ 手術により残存聴力が悪化する（EASでの補聴器装用が困難になる）可能性を十分理解し受容している。
　禁忌・慎重な適応判断が必要なものは一般社団法人日本耳鼻咽喉科学会が定めた人工内耳適応基準および小児人工内耳適応基準2014の「禁忌」，「慎重な適応診断」に準ずる。』

3 EASの効果

　人工内耳の手術は蝸牛に電極を挿入するため，残っている聴力が悪化する，または失われる可能性がある．これを考慮して，初期のEASは電極の挿入を蝸牛の入口近くの高音域にとどめ，先端まで差し込まなかった．その後，細く柔軟な電極を使用する方法や正円窓から電極を挿入する手術方法が開発され，現在のEASは電極をより深く挿入しても聴力を温存できるようになった．

　EASの電極を蝸牛の先端近くまで入れておけば，スイッチひとつで低音域も電気刺激に切り替えられるため，将来的に低音域の聴力が悪化しても，再手術の必要はない．

1) 日本耳鼻咽喉科学会 EASに関するガイドライン検討研究会：新医療機器使用要件等基準策定事業（残存聴力活用型人工内耳）報告書．2014．[http://www.jibika.or.jp/members/jynews/info_naiji.pdf]

Topics 一側ろうの治療は?

平海晴一

感音難聴の大部分は現在有効な治療がなく，聞こえが不十分な場合は補聴器や人工内耳などを用いることとなる。しかしながら，補聴器や人工内耳での聞こえは正常な耳での聞こえ方とは異なるため，これらの治療は原則として両側の難聴が対象となる。一側の難聴でもある程度の聞こえが残っている場合は補聴器が有効な場合もあるが，難聴が高度になり補聴器の利得を大きくすると，それだけ音に歪みが生じるため，健聴耳との違いを大きく感じるようになる。そのため，一側性難聴に対して補聴器装用を試みても，使い続ける人の割合は決して高くない。

これらのことから一側の高度～重度難聴（一側ろう）患者に対しては有効な治療が存在していなかった。近年，このような一側ろうに対しても人工聴覚器の応用が試みられ，有用性が報告されている。

1 CROS補聴器

一側ろうに対する補聴システムとして最も古くからあるのがcontralateral routing signals（CROS）補聴器である。CROS補聴器とは，難聴側に装用した補聴器の音を，健聴側の耳に伝えて聞き取りを行うシステムである。一側ろうの患者では，ある程度離れたところの音を聴取することは可能であるが，難聴側の耳元で発せられた音は頭部が音を遮蔽するため聞き取りづらい〔頭部陰影効果（head shadow effect）〕。

CROS補聴器では両耳に補聴器のような機器を装用するが，難聴側はマイクと送信機に，健聴側は受信器（場合によっては補聴器の機能を併せ持つ）になっている。難聴側のマイクに入力された音は，無線もしくは有線で健聴側の受信機に伝えられる。健聴側の機器はオープンタイプになっており，健聴側からの高い音もそのまま聞くことができる。これにより，難聴側の耳元で発せられた音を健聴側で聞き取ることができる。

あくまで難聴側の音を健聴側に伝えて聞く機器で，内耳の機能が回復するわけではないため，両側内耳に入力された音を利用できるわけではない。そのため，音の方向感覚や雑音下での聞き取りが改善するわけではない。しかしながら，実際に装用すると音の空間的広がりが改善したと感じる人も多い。ただし，この方法では健聴側に受信器を装用するため，健聴側の聴力がまったく正常の場合は途中で装用を中断してしまうことも多い[1]。健聴側にもある程度の難聴があり，もともと補聴器を装用する必要がある場合は使用する人の割合が高くなる。この場合は健聴側には受信器と補聴器の機能を併せ持つ機器を装用する。

2 BAHA CROS

新たなCROS補聴システムとして，骨導インプラントを用いたCROS補聴システム（BAHA CROS）が，主に海外で広く用いられている。骨導インプラントは振動子を頭蓋骨に植え込み音を内耳に伝えるシステムであるが，骨導は左右の内耳にほぼ均等に伝わる。そのため，一側ろうの患者の難聴側に骨導インプラントを植え込むことで，難聴側の音を健聴側に伝えることができる。

原理的にはCROS補聴器と同じで健聴側の内耳で両耳側からの音を認識するものであるが，CROS補聴器とは異なり健聴側には機器を装用する必要がない。わが国では骨導インプラントを用いたBAHA CROSは保険適用ではないが，海外では一側ろうに対して最も広く応用されている機器である。また，聴神経腫瘍の術後など，後述の人工内耳が使用できない場合は，骨導インプラントが標準治療となっている。

3 人工内耳

人工内耳から入力される音は機械的なものであり，正常な内耳で聞く音とは異なっている。しかしながら，人工内耳の性能が向上して人工内耳と補聴器の併用が有効であることが認識されるようになってから，一側ろうに対しても人工内耳手術を行う試みが模索されている。CROS補聴器やBAHA CROSとは異なり，人工内耳では難聴側の内耳を刺激するため，真の意味での両耳聴を得ることができる。そのため，音の方向感覚や雑音下での言葉の聞き取りが改善する可能性がある。

現時点では人工内耳手術を受けた一側ろうの患者は多くないが，聞き取りをはじめ様々な検査で，音の方向感覚や騒音下での言葉の聞き取りが改善することが報告され

ている[2)3)]。特に方向感覚の判定は一側ろうではほとんど不可能であるのに対し，人工内耳によって20°程度の誤差で判定できる。騒音下での聞き取りも統計学的には改善するが，その効果は2dB前後で，逆に人工内耳装用で聞き取りが悪化するものもある。患者からの聞き取り調査においても人工内耳はQOLを向上させ，音の方向感覚や雑音下での聞き取り以外に，耳鳴の抑制効果や，健側の失聴に対する恐怖が薄れるなどのメリットもある[4)]。

　しかしながら，一側ろうに対する人工内耳は始まったばかりの治療であり，人工内耳がどの程度患者の実生活に有効であるか，どの程度の割合の患者が人工内耳を装用し続けるか，またそのメリットは手術侵襲などのリスクや機器の費用に見合うかどうかなど，未解明の点が多い。現時点では，難聴側に苦痛を伴う耳鳴を合併した症例や，遺伝子検査などから将来的に健聴側も難聴が進行することが予想される症例などでは，人工内耳手術を行うメリットが見込める。また，小児においては早期に人工内耳手術を行うと，装用時間が長くなることが報告されている。先天性両側難聴の場合と同様に，先天性の一側ろうに対しては脳の可塑性が保たれている時期の人工内耳手術が有効な可能性がある。

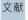文献

1) Hol MK, et al：Eur Arch Otorhinolaryngol. 2010；267(6)：889-96.
2) Döge J, et al：Otol Neurotol. 2017；38(10)：e563-9.
3) Rahne T, et al：Otol Neurotol. 2016；37(9)：e332-40.
4) Finke M, et al：Int J Audiol. 2017；56(6)：417-23.

5 骨導インプラントと人工中耳

嶋本記里人

1 骨導インプラント

骨導インプラントは，主に伝音難聴，混合性難聴が適応となる。具体的には，
- 外耳道閉鎖症などの外耳奇形
- 慢性中耳炎などで手術により聴力の回復しない例

などである。

人工中耳VSB（Vibrant Soundbridge®）マニュアル[1]では，下記のような問題点があげられている。

『外耳奇形（外耳道閉鎖症等）に対する外耳道造設術により，伝音難聴の改善と気導補聴器の使用が可能になるが，外耳道造設術は難度が高く，再狭窄を起こすことが多く，聴力の悪化や気導補聴器の装用困難をまねきやすい。

また，慢性中耳炎に対する鼓室形成術により，伝音難聴の改善，耳漏の停止により補聴器の装用が可能になる。しかしながら，癒着性中耳炎や鼓室硬化症を伴う慢性中耳炎に対する鼓室形成術は，様々な工夫が行われているが，難聴が改善されない場合や補聴器を装用したときに耳漏および再発をまねくことがある。そのため，言語音の聞き取りに難渋することがある。』[1]

これらの場合，補聴器装用を考慮するが，気導補聴器は外耳の炎症等により，装用が困難となることがあり，骨導補聴器は振動子を皮膚に強く圧迫する必要があり，疼痛や圧迫部位の変形を生じることがある。そこで骨導インプラントが適応となる。

骨導インプラントは，耳後部の頭蓋骨に音声を伝える振動端子を手術によって埋め込み，振動端子に接続したサウンドプロセッサが音声をデジタル処理して振動に変換し，頭蓋骨の骨伝導を利用して，外耳や中耳を介さずに側頭骨から内耳（蝸牛）へ振動を伝える（**図1**）。

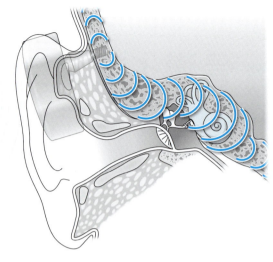

図1 ○ 骨導インプラントで音が伝わる仕組み

　Baha®（Bone Anchored Hearing Aids）という製品が2012年にわが国でも保険適用となっているが，以下のような欠点がある[1]。

1) 頭蓋骨に埋め込んだチタン製の接続端子が頭皮から常に突出した状態となるため，周囲に肉芽や炎症などの皮膚反応が起こることがある。
2) 低周波数帯および高周波数帯での出力が弱く，良好な音質・子音の聞き取りが得られない可能性がある。

　上記の問題点を改善する医療機器として，1994年に，半植え込み型電磁式人工中耳Vibrant Soundbridge®（VSB）が開発された。アブミ骨あるいは蝸牛窓に固定した振動子が振動することにより，内耳に直接振動を伝える，伝音難聴，混合性難聴（感音難聴も含む）に対する新しい治療法であり，わが国においても2016年に保険適用となった（図2，3）。

2 人工中耳

　人工中耳は，補聴器の機能を持つ装置を手術により耳後部に埋め込み，中耳の耳小骨を直接振動させて，内耳に音を伝える装置である。耳にかけて使用する「体外部」と，手術によって耳の後ろに埋め込む「体内部」に分けられる。体外部と体内部は，強力な磁石でくっつくようになっている。

　通常の補聴器は，マイクが拾った音を外耳道から鼓膜を経て耳小骨に伝えるが，ス

人工中耳VSBの構成

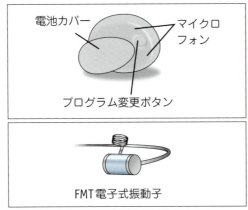
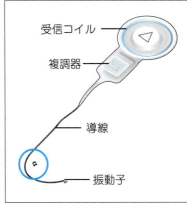

図2 ● VSB

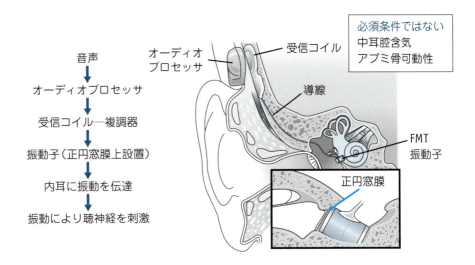

図3 ● VSBの仕組み

ピーカーが小さく，音にひずみが生じやすいと言われる。また，イヤホンから音が漏れると，ピーピーという音を引き起こす「ハウリング」が発生しやすいという問題がある。
　しかし，人工中耳は，マイクが拾った音を外耳道や鼓膜を経由せずに，耳小骨に直接伝えるので，音のひずみやハウリングが発生しにくいと考えられている。
　人工中耳が音を伝える仕組みは，まず周囲の音を「マイク」が拾い，「増幅器」で電気信号に変換して増幅した後，「体内コイル」に伝えられる。体内コイルは，送られて

211

きた電気信号をさらに電磁波信号に変換し，電流を起こす。この電流によって，体内コイルに付属している「振動子」が振動し，耳小骨に伝える。

また，皮膚トラブルの欠点を解消したBONEBRIDGEという製品がある。この製品では体外部と皮下に埋め込むセンサーが磁石でくっつくので，頭皮から突出するパーツがない。国内では保険適用となっていないが，今後広く普及できるように努力がなされているところである。

人工中耳は，体内に埋め込む補聴器のようなものであり，現在，わが国では手術で聴力が回復できない高度な伝音難聴が適応になっているが，将来的には老人性難聴など感音難聴への適応が期待されている。

文献
1) 日本耳鼻科学会国内学術委員会人工聴覚器ワーキンググループ：人工中耳VSB（Vibrant Soundbridge®）マニュアル．[https://www.otology.gr.jp/common/pdf/vsb_manual.pdf]

索引

欧文

A
auditory neuropathy **179**

B
BAHA CROS **207**
binaural squelch **143**
binaural summation **143**

C
CIS法 **187**
cochlin tomoprotein **11**
CROS補聴器 **206**

E
EAS（electric acoustic stimulation） **202**

F
FSP法 **187**

H
HADS（hospital anxiety and depression scale） **45**
head shadow effect **144, 200**
Hereditary Hearing loss Homepage **81**

L
late-onset auditory deprivation **144**

M
MELAS **21**
Ménière病 **11, 73**
MET（mechanoelectrical transducer） **4**

N
n-of-m法 **186**

P
PDE5阻害薬 **119**

R
Rinne法 **38**

T
THI（tinnnitus handicap inventory） **43**
tinnitus-like phantom sounds **126**
TRT（tinnitus retraining therapy） **95**

V
Valsalva法 **68**
VAS（Visual Analogue Scale） **43**

W
Weber法 **37, 65**

和文

あ
アナログ補聴器 **131**
アミノ配糖体系抗菌薬 **72, 114**
悪性腫瘍 **24**

い
インターフェロン **118**
遺伝カウンセリング **85**
遺伝子診断 **80**
遺伝的異質性 **81**
一側ろう **206**

う
ウイルス性内耳炎 **60**

え
延髄外側症候群 **72**

お
オージオグラム **50**
オージオメータ **26, 50**
オーディオプロセッサ **191**
オトヴェント **68**
音楽 **189**
音響外傷 **11**
音響療法 **94**

音源定位 144
音叉 36

か

蝸牛 4, 14
—— 内電極 191
仮想電極 187
回転性めまい 73
外耳 2
外耳道閉鎖 8
外リンパ瘻 11, 74
感音難聴 10, 21
患者のニーズ 139

き

機械電気変換 4
聞こえ 2
気導聴力検査 51
気導補聴器 132
急性感音難聴 57
急性中耳炎 9
急性低音障害型感音難聴 59, 122
局所麻酔薬 106

く

クロス補聴器 133
グリコペプチド系抗菌薬 115

け

携帯音楽プレーヤー 112
血管拡張薬 105

こ

コルメラ 3
古典的経路 16
語音強調 137
航空性中耳炎 67
高血圧 22

高度難聴 146
向精神薬 106
抗てんかん薬 106
骨導インプラント 208
骨導聴力検査 51
骨導補聴器 132

さ

サウンドジェネレータ 94
サウンドプロセッサ 191
サリチル酸系製剤 117
細菌性内耳炎 60
再生医療 61
雑音抑制 135
残存聴力活用型人工内耳 202, 203

し

指向性 137
指示的カウンセリング 95
自覚的耳鳴 14
—— 評価法 43
自己免疫疾患 23
自声強調 64
磁気誘導ループ補聴システム 153
耳音響放射 14
耳垢 71
耳垢栓塞 8
耳硬化症 10
耳小骨 10
耳閉感 64
耳鳴苦痛度 43
耳鳴苦痛モデル 17, 103
耳鳴の頻度 19
遮蔽検査 55
若年発症型両側性感音難聴 89

集音器 **149**

純音 **26**

 —— 聴力検査 **50**

循環改善薬 **105**

助聴器 **149**

衝撃音抑制 **137**

真珠腫性中耳炎 **9**

滲出性中耳炎 **9, 64, 71**

身体障害者手帳 **162**

身体障害者福祉法 **29**

人工中耳 **210**

人工内耳 **178, 207**

 —— 手術 **198**

 —— と補聴器併用 **196**

 —— の適応 **180**

す —————————————

ステロイド **105**

ストレス **122**

せ —————————————

赤外線補聴システム **153**

先天性難聴 **80, 86**

前庭・半規管 **4**

そ —————————————

騒音 **110**

 —— 性難聴 **110**

相補的効果 **197**

増幅 **141**

た —————————————

他覚的耳鳴 **14, 47, 128**

帯域分割 **135**

大脳聴覚野 **6**

ち —————————————

中耳 **2**

中耳炎 **9**

中枢聴覚路 **6**

聴覚判定 **28**

聴神経腫瘍 **12, 75**

て —————————————

デジタル補聴器 **131**

鉄キレート薬 **119**

伝音系 **2**

伝音難聴 **8**

と —————————————

トノトピー **5, 184**

糖尿病 **21**

頭部陰影効果 **144**

頭部遮蔽効果 **200**

突発性難聴 **11, 58, 61, 122**

な —————————————

内耳 **4**

 —— 性難聴 **10**

内リンパ水腫 **11**

軟骨伝導補聴器 **132**

難聴 **8, 64**

 —— の程度 **139**

 —— の頻度 **18**

に —————————————

認知機能 **170, 175**

の —————————————

ノンリニア増幅 **135**

脳血管障害 **75**

は —————————————

ハウリング **137**

バイクロス補聴器 **133**

拍動性耳鳴 **128**

白金製剤 **72, 116**

215

ひ

ビタミンB₁₂製剤 **105**

ピッチ **6, 53**

ピッチ・マッチ検査 **53**

非古典的経路 **16**

ふ

フォルマント **7**

不動毛 **4**

へ

ヘッドホン難聴 **112**

ほ

ポケット型補聴器 **132, 142**

補装具支給制度 **166**

補聴援助用ラジオマイク **153**

補聴器 **99**

 —— の価格 **142**

ま

マクロライド系抗菌薬 **116**

マスカー療法 **94**

慢性持続性耳鳴 **39, 126**

慢性腎不全 **22**

慢性中耳炎 **9**

み

ミトコンドリア遺伝子 **21**

ミトコンドリア脳筋症 **21**

耳あな型補聴器 **132, 142**

耳かけ型補聴器 **132, 142**

耳抜き **67**

む

ムンプス **76**

 —— 難聴 **11, 77**

め

メガネ型補聴器 **133, 142**

メタボリック症候群 **22**

や

薬剤性難聴 **72, 114**

ゆ

有毛細胞 **4, 10**

よ

予後 **126**

ら

ラウドネス **53**

ラウドネス・バランス検査 **54**

り

リクルートメント現象 **12**

流行性耳下腺炎 **76**

両耳加重効果 **143**

両耳聴効果 **196, 200**

両耳スケルチ **143**

る

ループ利尿薬 **118**

れ

レシーバースティミュレータ **191**

ろ

ロジャー補聴システム **154**

老人性難聴 **11, 70**

労働基準法 **29**

わ

話声による評価 **26**

編著者

佐藤 宏昭 (さとう ひろあき)
岩手医科大学医学部耳鼻咽喉科学講座 教授

1982年	3月	京都大学医学部卒業
1989年	3月	京都大学医学部助手
1989年	1月	ピッツバーグ大学医学部研究医員
1992年	7月	京都大学大学院医学研究科卒業
1999年	8月	近畿大学医学部助教授
2000年	11月	岩手医科大学医学部助教授
2003年	4月	岩手医科大学医学部教授

知っておきたい
難聴・耳鳴
原因・診断・治療・予防・補聴器選びまで

定価(本体4,800円＋税)
2018年12月30日 第1版

編著者	佐藤宏昭
発行者	梅澤俊彦
発行所	日本医事新報社　www.jmedj.co.jp
	〒101-8718　東京都千代田区神田駿河台2-9
	電話(販売)03-3292-1555　(編集)03-3292-1557
	振替口座　00100-3-25171
印　刷	ラン印刷社

© Hiroaki Sato 2018 Printed in Japan
ISBN978-4-7849-4788-1　C3047　¥4800E

• 本書の複製権・翻訳権・上映権・譲渡権・公衆送信権(送信可能化権を含む)は
(株)日本医事新報社が保有します。

JCOPY 〈(社)出版者著作権管理機構 委託出版物〉

本書の無断複写は著作権法上での例外を除き禁じられています。複写される場合は,
そのつど事前に, (社)出版者著作権管理機構(電話 03-3513-6969, FAX 03-3513-6979,
e-mail:info@jcopy.or.jp)の許諾を得てください。

電子版のご利用方法

巻末の袋とじに記載されたシリアルナンバーで，本書の電子版を利用することができます。

手順①：日本医事新報社Webサイトにて会員登録（無料）をお願い致します。
（既に会員登録をしている方は手順②へ）

日本医事新報社Webサイトの「Web医事新報かんたん登録ガイド」でより詳細な手順をご覧頂けます。
www.jmedj.co.jp/files/news/20170221%20guide.pdf

手順②：登録後「マイページ」に移動してください。
www.jmedj.co.jp/mypage/

「マイページ」

マイページ中段の「会員限定コンテンツ」より
電子版を利用したい書籍を選び，
右にある「SN登録・確認」ボタン（赤いボタン）をクリック

表示された「会員限定コンテンツ」欄の該当する書名の
右枠にシリアルナンバーを入力

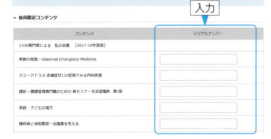

下部の「確認画面へ」をクリック

「変更する」をクリック

会員登録（無料）の手順

1 日本医事新報社Webサイト（www.jmedj.co.jp）右上の「会員登録」をクリックしてください。

クリック

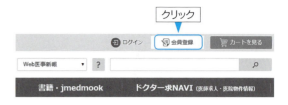

2 サイト利用規約をご確認の上（1）「同意する」にチェックを入れ，（2）「会員登録する」をクリックしてください。

3 （1）ご登録用のメールアドレスを入力し，（2）「送信」をクリックしてください。登録したメールアドレスに確認メールが届きます。

4 確認メールに示されたURL（Webサイトのアドレス）をクリックしてください。

5 会員本登録の画面が開きますので，新規の方は一番下の「会員登録」をクリックしてください。

6 会員情報入力の画面が開きますので，（1）必要事項を入力し（2）「（サイト利用規約に）同意する」にチェックを入れ，（3）「確認画面へ」をクリックしてください。

7 会員情報確認の画面で入力した情報に誤りがないかご確認の上，「登録する」をクリックしてください。